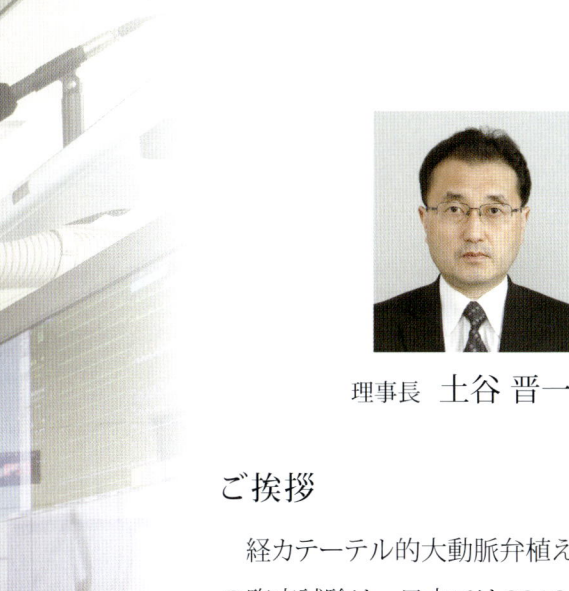

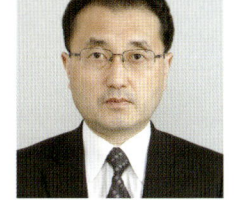

理事長　土谷 晋一郎　　　　　　　　顧問　望月 高明

ご挨拶

　経カテーテル的大動脈弁植え込み術（TAVI）の臨床試験は、日本では2010年に開始され、2012年9月まで行われました。2011年、望月前院長（顧問）から、今後の土谷総合病院の発展のためには、TAVIを行うことのできる手術室（ハイブリッド手術室）の新設が必要だ、と説得されました。

　当院の場合、改修工事となるため、TAVI実施施設基準（案）に基づき、構造上どこに設置可能かという検討を始めました。

　2013年初めには、ハイブリッド手術室の新設場所の目途がたちましたが、心臓血管外科専門医3名以上という基準がクリアできず、着工に逡巡しておりました。丁度その頃、塩出循環器内科部長の尽力で、内田医師（心臓血管外科部長）の当院への着任が決まりました。

　2013年暮れに着工し、このたび施設認定を受け、TAVIを行うことができる病院となりました。TAVIを含め、当院での心臓病治療をご紹介いたします。

ハイブリッド手術室開設にあたり

　当院は、カテーテル治療と心臓手術を同時に行うことができるハイブリッド手術室を設置し、広島県で最初のTAVI実施施設として認定されました。これを機会に、より多くの方にTAVIについて知っていただけたらと存じます。

　このガイドブックを企画したのも、これまで高齢や腎機能・肺機能の悪化のため大動脈弁の手術をあきらめ、心不全の症状に苦しんでいらっしゃる方々に、最先端の治療TAVIを受けて楽になっていただきたいとの熱い思いがあったからです。

　企画の途中で、せっかくガイドブックを刊行するなら、当院心臓グループが行っている、患者さんにやさしい経カテーテルの最新治療をすべて紹介しようということになり、本書が仕上がりました。

　TAVIを含む、最新の経カテーテル治療の恩恵を一人でも多くの患者さんがお受けになり、心臓病の症状から解放されたら幸いです。

contents

ご挨拶／ハイブリッド手術室開設にあたり	3
ハイブリッド手術室とハートチーム	4
■心臓弁膜症 ── TAVI・小切開手術など	6
■虚血性心疾患（狭心症・心筋梗塞）── カテーテル治療、バイパス手術	14
■大動脈瘤 ── ステントグラフト治療	20
■不整脈 ── カテーテルアブレーション	24
■先天性心疾患（心房中隔欠損症）── カテーテル閉鎖術、心臓外科治療	28
■心臓病の症状と検査	32
■心臓リハビリテーション・地域医療連携	38

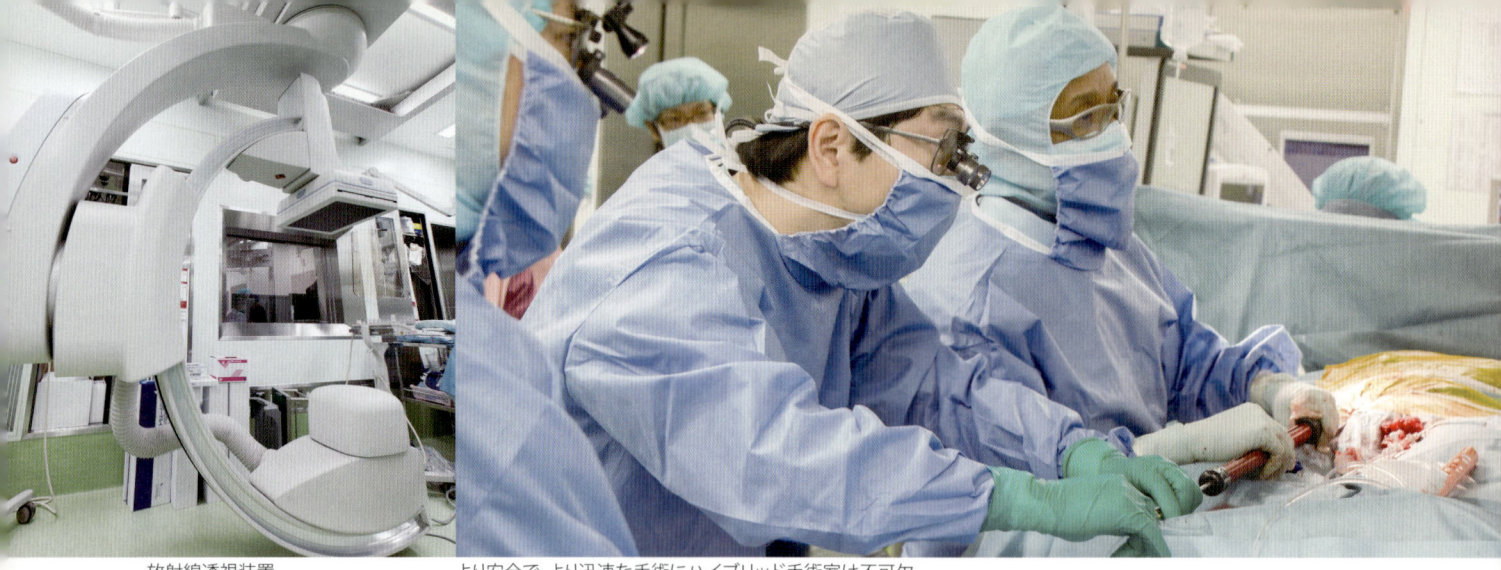

放射線透視装置　　　　　　より安全で、より迅速な手術にハイブリッド手術室は不可欠

ハイブリッド手術室とハートチーム
内科的治療と外科手術が1つの手術室で同時にできます

低侵襲で質の高い治療ができるハイブリッド手術室

　外科手術とカテーテル治療を同時に実施できる手術室、それがハイブリッド手術室である。

　土谷総合病院では、2014年5月、手術室に血管造影検査や3次元CT撮影などが可能な固定型の最新鋭東芝製放射線透視装置と万能手術台を備えたハイブリッド手術室を設置した。

　全身麻酔の手術にも対応できるよう麻酔器、無影灯をはじめとする手術に必要な照明機器を配備し、感染防止のための清潔な空間を整えた中、高度な透視装置によって大画面液晶モニターに鮮明な画像を映し出しながら、カテーテルを使う内科的治療と外科手術による治療法を1つの部屋で行うことができる。

今、なぜハイブリッド手術室が必要か

　超高齢社会が到来し、心臓を患っている高齢者が増えている。一方、心臓病治療のためのデバイスも進化している。例えば、大動脈瘤のステントグラフトは、15年前には手作りしていたのに、さまざまな種類の企業製ステントグラフトが使用可能となるなど、その進化には目を見張るものがある。術式もどんどん進化を遂げ、より安全で確実な方法が新しく生み出されている。

　その結果、従来なら困難とされた大動脈瘤に対してもステントグラフト治療ができるようになるなど、これまで不可能だった治療が可能になってきている今、低侵襲で質の高い治療を実践するためには、それを担保するハイブリッド手術室が不可欠となっている。

広島県内唯一、最先端治療TAVI（経カテーテル大動脈弁治療）がスタート

　ハイブリッド手術室では、麻酔科医・循環器内科医と心臓血管外科医が協力連携し合い、安全かつ

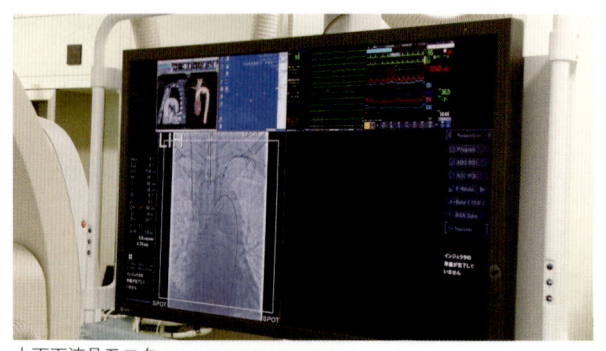

大画面液晶モニター

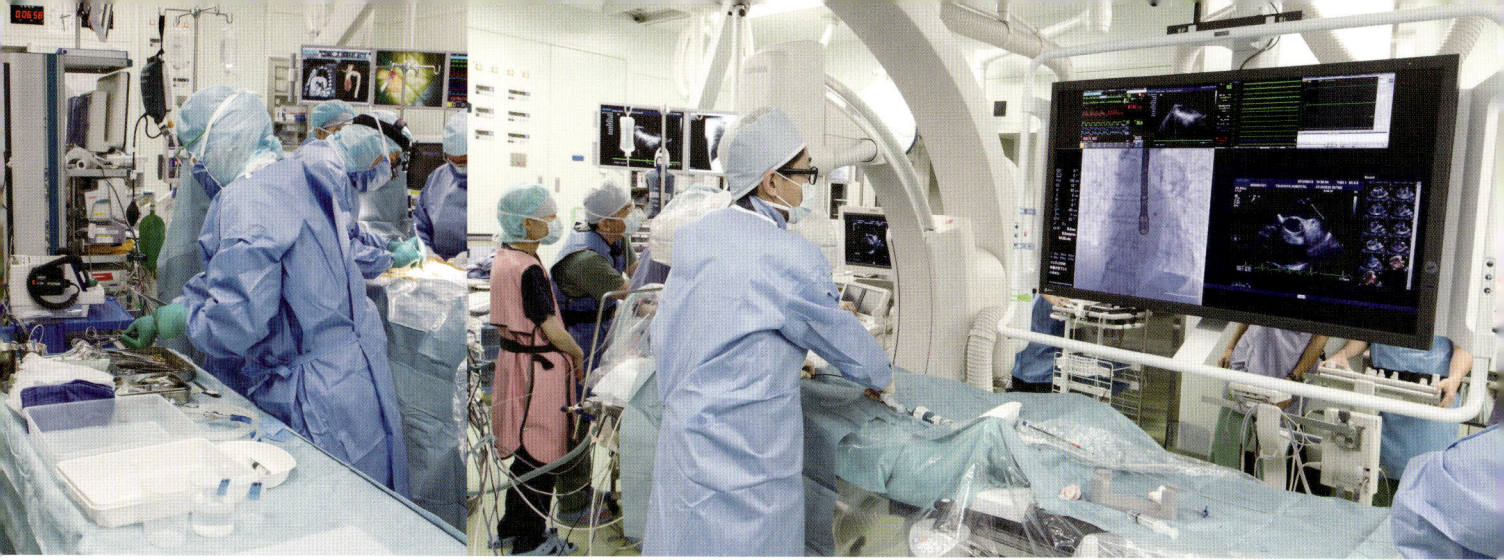

デバイス準備テーブル　　　ハートチームで難度の高い治療に取り組む

内田 直里（うちだ なおみち）　心臓血管外科部長

確実な治療を提供しつつ、突発的な事態へ即座に対応したり、患者さんの病状に合わせて、ある部分は通常の定型的手術、ある部分はカテーテル治療といった、互いの利点を発揮し合えるハイブリッド手術がきわめて高い精度で可能となる。

　これまで難しかった大動脈瘤に対するステントグラフト治療、心房中隔欠損症に対するカテーテル的閉鎖術も、より安全かつ迅速に実施できる。また、大動脈弁狭窄症に対する侵襲度が低く、入院期間も短い最先端治療TAVI（経カテーテル大動脈弁治療）も近く開始する（6〜10ページ参照）。

　TAVIの施設認定を得ているのは、全国で33施設（2014年7月15日現在）。当院は、広島県内で唯一のTAVI実施施設となる。今後は、ハイブリッド手術室のさらなる活用が期待される。

心臓治療のプロ集団・ハートチームを編成

　ハイブリッド手術室で高度先進治療を実践するためには、診療科横断的な治療への取り組みが欠かせない。最近、心臓領域の治療現場でよく聞かれるのが、ハートチームという言葉である。

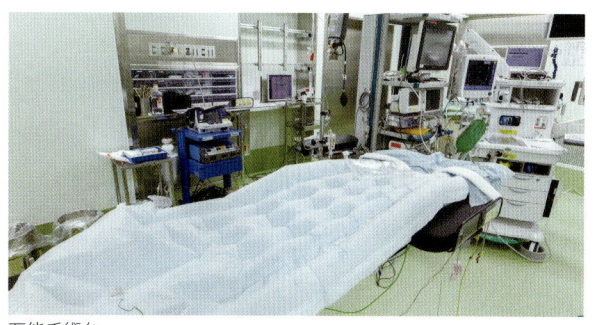

万能手術台

　ハートチームとは、一人の心臓病患者さんの治療にかかわる循環器内科医と心臓外科医、さらに心エコー専門医、麻酔科医、看護師、臨床工学技士、診療放射線技師、理学療法士などで構成される心臓治療のプロ集団のこと。特にTAVIのような難度の高い治療では、個々の技術レベルの高さに加え、ハートチームによるチーム医療が不可欠だ。

　コメディカルの存在も重要で、ハートチームが十分機能することで、患者さんにとって満足のいく、より良好な予後と経済性を実現できる。

　当院では、各医師の技術レベルの高さはもちろん、お互いに日ごろから意思疎通を図って良好な関係を築き、さらに各コメディカルスタッフも熱心に知識・技能を磨き、チーム一丸となって患者さんの治療・ケアを行っている。

心臓弁膜症 ―― TAVI・小切開手術など

心臓弁膜症に対する県内唯一のTAVI実施施設

内田 直里 心臓血管外科部長

■ 表1 TAVIは、重度の大動脈弁狭窄症で外科的手術が困難な症例に対して有効な治療法

- ご高齢の患者さん（概ね80歳以上）
- 過去にバイパス手術などの開胸手術の既往のある方
- 胸部の放射線治療の既往のある方
- 肺気腫などの呼吸器疾患合併のある方
- 肝硬変などの肝疾患合併のある方
- 1年以上の予後が期待できる悪性疾患合併のある方

※現在、透析患者さんは適応外です
※当院ハートチームで検討して、最終的適応を決定しています

TAVIとは何？

大動脈弁狭窄症を根本的に治療するには、外科的な大動脈弁置換術（図1）が治療のgold standardである。悪くなった弁を薬で元通りに治すことはできない。しかし、超高齢や高度の心肺機能障害などでリスクが高く、外科手術の適応とならない患者さんが、全患者の約3割はいるといわれている。

「TAVI」は、Transcatheter Aortic Valve Implantationの略語で、「経カテーテル的大動脈弁植え込み術」（図2）と訳される、大動脈弁狭窄症に対する新しい治療法。特徴は、胸を大きく切開することなく、しかも人工心肺を使わずに心臓が動いている状態で、カテーテルを使って人工弁を患者さんの心臓に装着できること。

これまで手術をあきらめていた高齢者や外科手術では危険性の高い患者さんに対する新しい治療の選択肢となる。

2002年にフランスで始められ、世界では欧米を中心にすでに10万人以上が治療を受けている。日本でも2013年6月、臨床試験の結果を踏まえた国の薬事承認が得られ、TAVIによる治療が可能となった。2014年7月の時点で500例に施行されている。

TAVI認定施設は、2014年7月現在、全国に33施設がある。同院もこのほど広島県で初のTAVI施設認定を取得し、2014年秋より治療を開始する。

TAVI認定施設 全国33施設（2014年7月15日現在）

図1 日本の高齢者数と心臓弁膜症外科症例数の推移

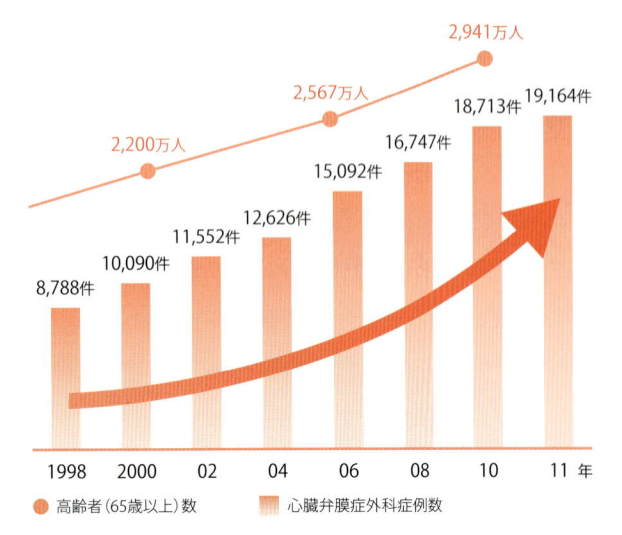

年	高齢者（65歳以上）数	心臓弁膜症外科症例数
1998		8,788件
2000	2,200万人	10,090件
02		11,552件
04		12,626件
06	2,567万人	15,092件
08		16,747件
10		18,713件
11	2,941万人	19,164件

出典：「平成23年度版高齢社会白書」内閣府
Valvular Heart Disease: Annual Report by The JATS 2000-2013

年々増える大動脈弁狭窄症

大動脈弁狭窄症は心臓弁膜症の1つで、大動脈

Profile
うちだ なおみち

1988年広島大学医学部卒。92〜94年フランス・ボルドー大学附属心臓病院。広島市立安佐市民病院心臓血管外科主任部長、広島大学大学院医歯薬保健学研究院准教授などを経て、2013年9月より現職。日本外科学会指導医、日本胸部外科学会指導医、心臓血管外科専門医認定機構指導医、胸部ステントグラフト指導医、日本血管外科学会評議員、日本脈管学会評議員。心臓大動脈手術約4300例、大動脈ステントグラフト約800例。

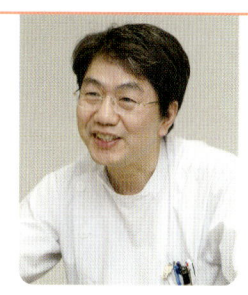

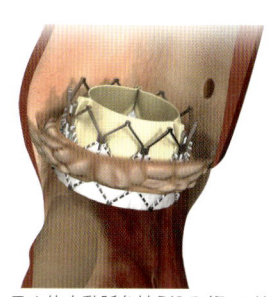

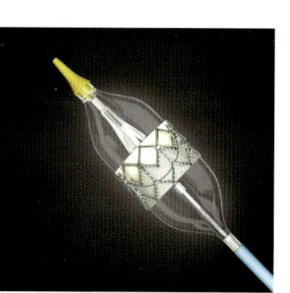

図2 TAVI（経カテーテル的大動脈弁植え込み術、エドワーズライフサイエンス株式会社提供）

弁が動脈硬化によって硬くなって、弁の開きが悪くなり、血流の流れが妨げられてしまう病気。高齢者に多く、高齢化が進む日本では、患者数は年々増えている。現在、患者数は全国で推定200〜300万人とされている。

軽度のうちはほとんど自覚症状がなく、徐々に病状が進行するため、心臓本来の働きを補おうとする代償機能が働き、自覚しにくい。重症になると失神や突然死に至る可能性もある病気だが、息切れや動悸、疲れやすさなどの自覚症状が現れても、高齢などで手術ができず、手をこまねいているうちに、1〜2年で亡くなることが多い。

そのような患者さんに対しては、これまで薬によって症状を緩和したり、進行を抑制したりする治療しかなかったが、TAVIは、傷んだ大動脈弁をカテーテルで人工弁に取り換える治療である（図3）。

図3 大動脈弁狭窄症に対する3つの治療法

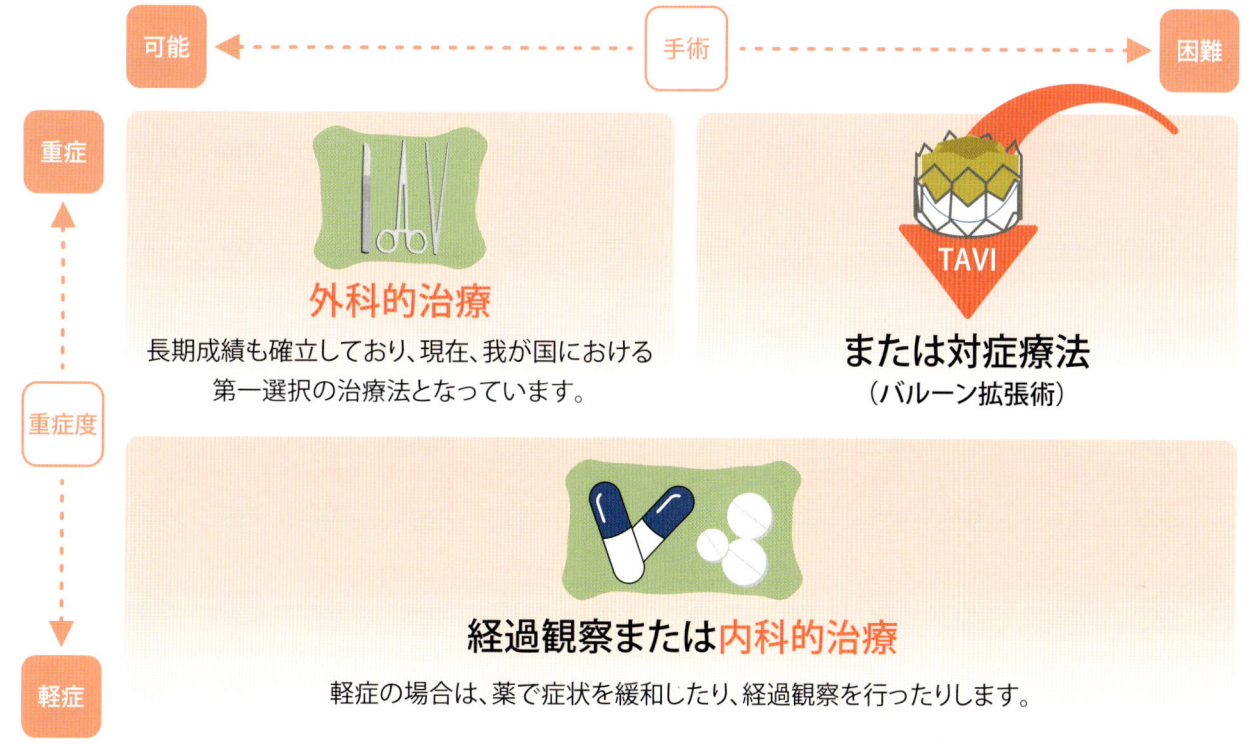

手術　可能 ← → 困難

重症

外科的治療
長期成績も確立しており、現在、我が国における第一選択の治療法となっています。

TAVIまたは対症療法
（バルーン拡張術）

重症度

経過観察または内科的治療
軽症の場合は、薬で症状を緩和したり、経過観察を行ったりします。

軽症

※「TAVIのおはなし」（エドワーズライフサイエンス株式会社）

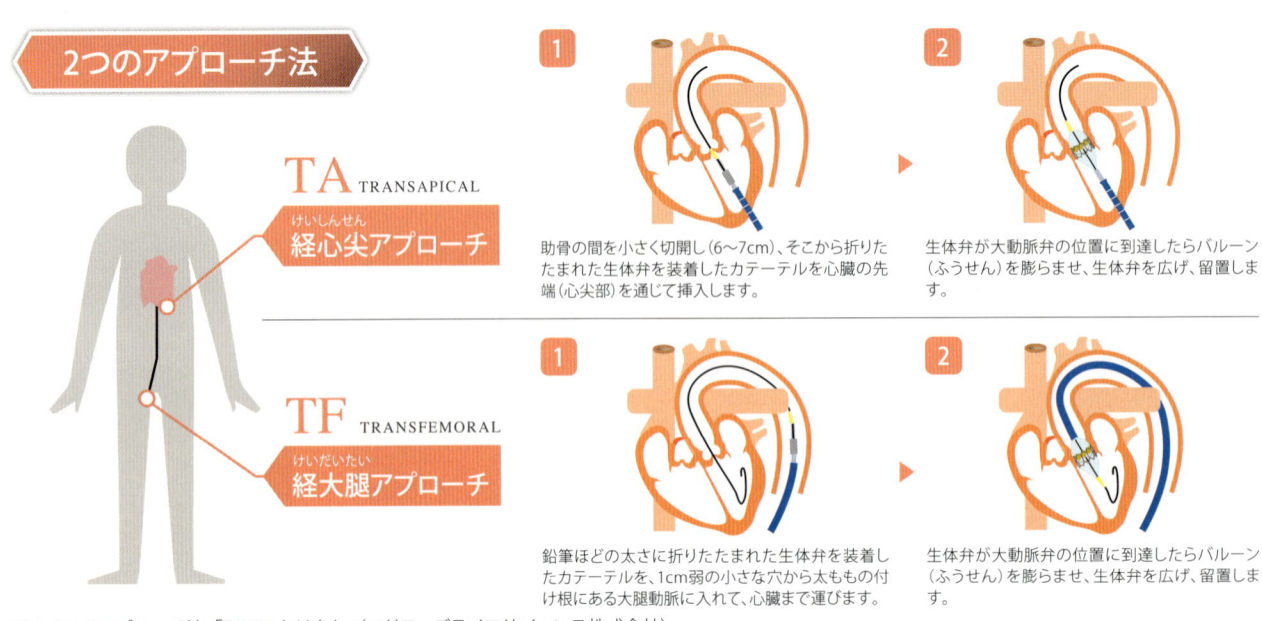

図4 2つのアプローチ法「TAVIのおはなし」（エドワーズライフサイエンス株式会社）

ハイリスク患者においてTAVIは外科手術と同等の効果

　心臓病治療では、冠動脈手術や大動脈瘤治療でカテーテルが使われているが、TAVIも、これらの治療と同じようにカテーテルを用いる。TAVIでは、折りたたまれた人工弁（生体弁、写真1）とバルーン（写真2）を、専用のカテーテルで心臓まで運び、バルーンを膨らませて大動脈弁の位置に装着する。

　アプローチは2通りある（図4）。太ももの付け根の動脈から挿入する「経大腿アプローチ（図7）」と、肋骨の間を小さく切開し、心臓の先端（心尖部）からアプローチをする「経心尖アプローチ」（図6）。

　TAVIは、薬による治療に比べ、根治できるというメリットがあるが、手術を行うことで合併症が起きる可能性もある。しかし、体の一部（太ももの付け根など）から挿入するので胸を切開する必要がなく、人工心肺装置も不要なことから、従来の外科手術に比べて低侵襲（痛みや出血などが少ないこと）で入院期間も短くてすむ（表2）。

　ただし、治療の歴史が浅いため、予後（病状についての見通し）に関する情報が少ないのも事実。つまり、まだまだ不確実な治療といえる。

　そのため、TAVIの対象となるのは、現時点では高齢の方や、心臓や脳に持病のある方、呼吸器機能が悪い方など、外科手術では危険性が高い患者さんに限られる。それでも、外科手術をしてQOL（生活の質）やADL（日常生活動作）を落とすよりは、患者さんにとってはずっとやさしい治療になる。

　TAVIの術後30日以内の生存率は93〜95％、術後1年間の生存率は70〜85％という報告があり、体に負担をかけず、ハイリスク患者の外科手術と同等の効果が得られている（図5）。

図5 TAVIと大動脈弁置換術の死亡率の比較（パートナートライアルより）

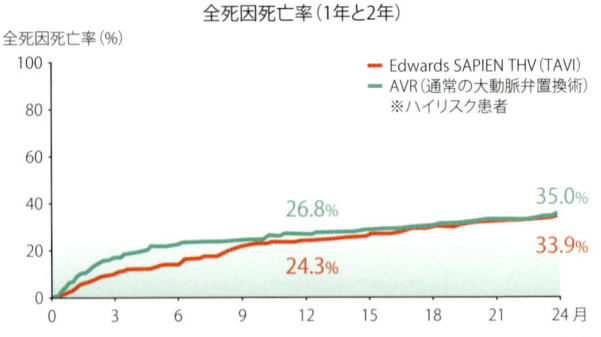

TAVI（経カテーテル大動脈弁治療）は従来の開心術による大動脈弁置換術と1年時点および2年時点での生存率に差は無く、重度大動脈弁狭窄症ハイリスク患者に対する従来の開心術による大動脈弁置換術の代替治療になり得ると考えられます。
New England Journal of Medicine May 3, 2012:366:1686-95

延びた生体弁寿命

　TAVIで使用するのは、生体弁のみ。かつては、生体弁の欠点は耐久年数の短さだったが、現在の

心臓弁膜症 ── TAVI・小切開手術など

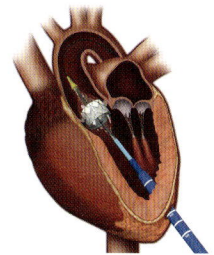

図6 経心尖アプローチ

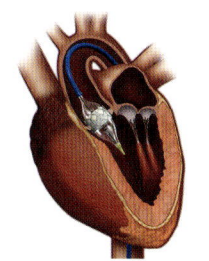

図7 経大腿アプローチ

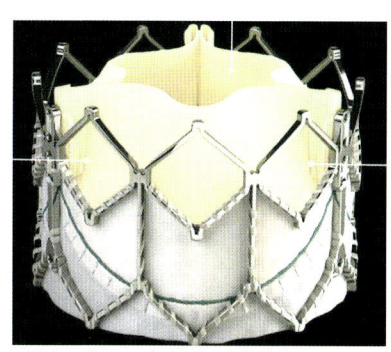

写真1 エドワーズSAPIEN XT生体弁

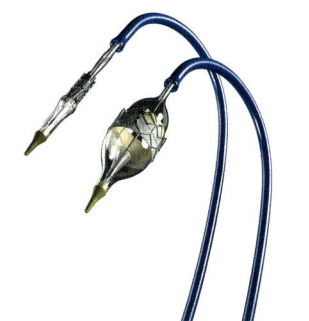

写真2 Ascendra+経心尖デリバリーシステム

写真1、2、図6、7、8はいずれもエドワーズライフサイエンス株式会社提供

生体弁は抗石灰化処理がされており、10〜20年もつといわれている。機械弁と違って生体弁は抗凝血薬（ワーファリン）を飲み続ける必要もないため、生体弁がどんどん増え、65歳以上の患者さんなら、今では生体弁が第一選択になっている。

最近は、Valve-in-Valve（バルブ・イン・バルブ）手術と言って、60代くらいでまず生体弁による人工弁置換を行い、20年後ぐらいに以前の手術で植え込まれた生体弁が壊れてきた時、再手術の代わりにTAVIで折りたたんだ生体弁を古い生体弁の中でポンと広げ、取り付ける。これによって生体弁がよみがえり、結果的に生体弁寿命が大きく延びることになるという、患者さんに負担の少ない治療の組み合わせも現れている。

TAVIのデバイスは、現在も進化しており、さらに改良を重ねた第2世代デバイスも今、ヨーロッパを中心に開発が進んでいる。

診療科の枠を越え、ハートチームがサポート

「TAVIによって、治療をあきらめていた方が治癒できる可能性が高まったことは間違いありませんが、メリットだけでなくデメリットもあり、心臓弁膜症の患者さん一人ひとりと真摯に向き合って、最も合った治療法を考え、提供していくことを第一に考えます」と、TAVIチームを率いる内田直里心臓血管外科部長。

大事なのは、手術が必要かどうか、必要だとしたらどの方法がもっとも適しているのかなどを決めること。そして、治療するのに最もよい時期を逃さないことだ。

同院では、そのために循環器内科医、心臓血管外科医を中心に、麻酔科医、臨床工学技士、放射線技師、看護師などがハートチーム（図8）を編成して、患者さんの年齢、心臓の状態、心臓以外の病気の有無などを考慮しながら手技をプランニングし、あらゆる方向から治療方針を検討・決定する。

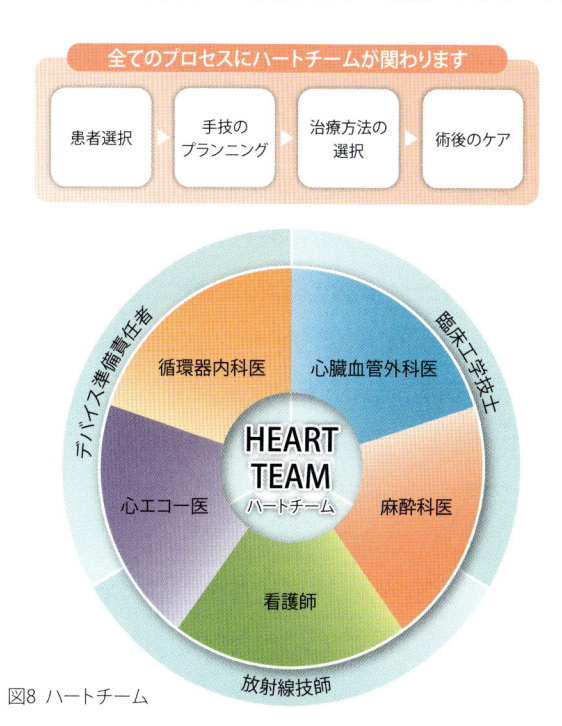

全てのプロセスにハートチームが関わります

患者選択 → 手技のプランニング → 治療方法の選択 → 術後のケア

図8 ハートチーム

心臓弁膜症――TAVI・小切開手術など

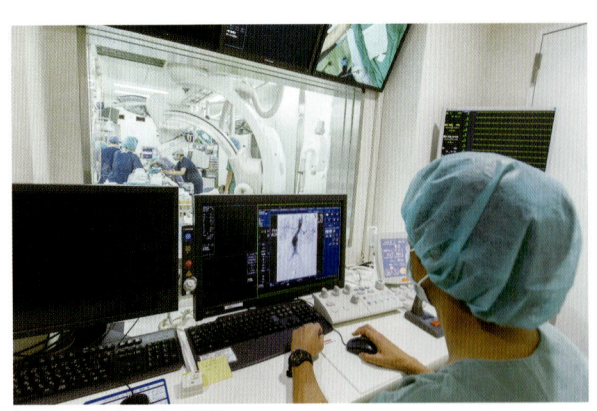

写真3 ハイブリッド手術室

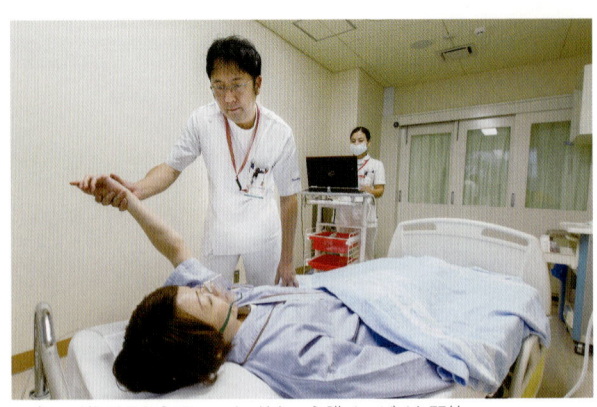

写真4 手術翌日からICUのベッド上で心臓リハビリを開始

　TAVIカンファレンスによって、患者さんにより安全で有益な治療を選択する。

　「治療は、教科書通りにはいきません。個々の患者さんによって決めないといけない。それがこのハートチームでできる。また、ハートチームが十分に機能しているから、当院がTAVIの施設として認定を受けたのです」と、内田部長。

　TAVIチームの医師は、フランスでの臨床留学経験者を中心に、その経験や知識を集結させ、また、担当する診療科の枠を越えて協力し合い、その患者さんに最適な治療方法やタイミングを考える。

　さらに、TAVIに不可欠なのが、手術台と固定のX線撮影装置を組み合わせたハイブリッド手術室(写真3)。この部屋で、高性能な透視装置により患者さんの血管の様子を高画質のモニター映像で立体的に把握しながら、安全・確実に治療が実施される。

　治療後の心臓リハビリテーションもTAVIでは重要。同院では、理学療法士と看護師が協力し合い、心リハチームを作って、早期臨床でのリハビリ(写真4)を担っている。

　こうして、一般的な外科手術だと平均3週間程度の入院が必要となるが、TAVIなら、治療が成功すれば10日間くらいの短期の入院で、患者さんは歩いて自宅へ帰れる。

■表2　TAVIと外科手術の比較

	外科的治療	TAVI（経心尖アプローチ）	TAVI（経大腿アプローチ）
人工心肺	要	不要	不要
アプローチ経路	開胸	肋間（小開胸）	鼠径部（大腿動脈）
侵襲度	高	中	低
平均治療時間（麻酔時間を含む）	5〜6時間	3〜4時間	2〜3時間
平均入院期間	約3週間	10〜11日	約1週間
人工弁の耐久性	【生体弁】10〜20年【機械弁】20〜30年（半永久的）	長期耐久性の臨床データは現在のところなし。（5年までのデータあり。現在追跡調査中）〈2013年10月現在〉	
抗凝固療法	【生体弁】治療後2〜3か月間程度【機械弁】生涯にわたり必要	なし	
抗血小板療法	なし	治療後半年間は2剤（チエノピリジン系薬、アスピリン）、その後は1剤を医師の指示のもとに応じて服用。	
確実性	高	不明	
代表的な合併症	①出血傾向②心肺機能低下③縦隔洞炎④全身性炎症反応症候群	①血管損傷②冠動脈閉塞③脳梗塞少し高い④大動脈閉鎖不全⑤弁輪部破裂	

「TAVIのおはなし」（エドワーズライフサイエンス株式会社）を改変

県内トップの経験数を有する弁膜症に対する小切開手術

内田 直里 心臓血管外科部長

成績
弁膜症に対する小切開手術／計72例、年間約20例。死亡例0。

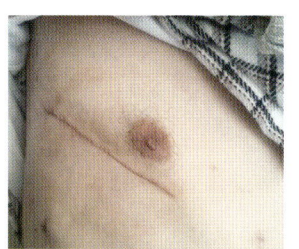

写真1 小切開（僧帽弁）
写真2 小切開（大動脈弁）7cm 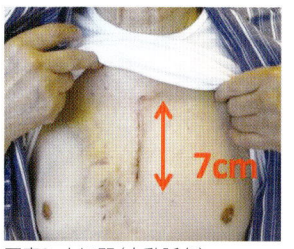
写真3 大動脈弁形成術
写真4 僧帽弁形成術 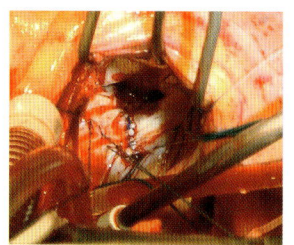

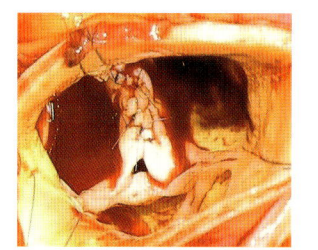

心臓手術に対する小切開手術
── 小さな傷で社会復帰も速やかに！

　心臓手術は全胸骨を縦に切開する胸骨正中切開が標準だが、胸骨を全切開すると約3か月間、10kg以上の重い物が持てなかったり、激しい運動が困難になったりする。若い方は社会復帰までに時間を要し、年配の方は日常生活復帰までにやはり時間を要する。

　土谷総合病院では症例に合わせて可能なら小切開手術を行うなど、病態に合わせてよりメリットの多い切開方法を患者さんとともに検討している。

　具体的には先天性心疾患、僧帽弁膜症手術では、右胸お乳の下を小開胸もしくは正中の小切開で胸骨部分切開して、内視鏡を補助下に、直視下で心臓手術を行っている（写真1）。大動脈弁膜症手術では正中の小切開で胸骨部分切開を行っている（写真2）。

心臓弁膜症に対する
人工弁を使用しない弁形成手術
── 自分の弁を残し、
抗血栓剤は飲まなくてよい

　心臓内にある4つの弁のうち、大動脈から全身へ血液を循環させるポンプの役割を担う左心室の入り口にある僧帽弁、出口にある大動脈弁が、何らかの原因で閉じなくなり、血液が逆流する状態を閉鎖不全症という。

　同院では、閉鎖不全症に対して、人工弁への交換ではなく、まだ機能している弁を残しながら閉じなくなった部分の弁のみ修復する手術（弁形成術）を積極的に実施している（写真3、4）。

　弁形成術だと、人工弁のように生涯、抗凝固薬を飲み続けなければならなかったり、途中で機能しなくなって新たな人工弁に再交換したりするなどの危険は回避できるが、半面、残った自己の弁が将来的に変形し、逆流が再発する危険もある。

　再発を減らすには逆流を完全にゼロにする高度な弁形成術の技術が要求されるといわれるが、その背景には技術以外に術前・術中の弁の評価が重要となる。

　同院では、心臓血管外科と循環器内科とが個々の症例に対して十分に検討を行い、患者さんに最善の治療方法を提示。弁形成術が選択されれば、最良に完遂できるよう内科・外科・麻酔科などと共同してチーム医療で治療に取り組み、積極的な弁形成手術で95％以上の弁形成完遂率である。

　「ハイブリッド手術室も、低侵襲で質の高い治療を実践するために必要。high quality、less invasive ― できるだけ侵襲を減らして、しかも、クオリティーの高い治療を。われわれ医師は常にジレンマを感じながら、その両方を求めています」と内田部長は話している。

TAVIの治療対象
——大動脈弁狭窄症の診断

正岡 佳子 循環器内科医長、生理検査室長

Profile
1978年岡山大学医学部卒。東海大学医学部附属病院にて臨床研修後83年より国立岡山病院（岡山医療センター）循環器内科。93年国立循環器病センター心臓内科研修、2000年より岡山医療センター循環器科医長。03年6月より現職。専門は心エコー、心臓弁膜症、心筋症。日本内科学会認定医、日本循環器学会認定専門医、日本超音波医学会認定超音波専門医・指導医、心エコー図学会認定Structural Heart Disease心エコー図認証医。

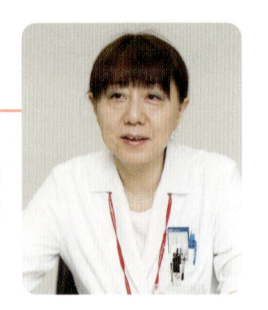

大動脈弁狭窄症の診断の契機となるのは、狭心症、失神、心不全などの臨床症状と心雑音などの身体所見である。原疾患や重症度の診断は心エコー図で行う。症状が現れた重症大動脈弁狭窄症は、急速に死亡リスクが増大するので時期を逃さずに弁置換術を行うことが重要。

1 大動脈弁狭窄症の症状

狭心症、失神、心不全が大動脈弁狭窄症の三徴候

大動脈弁狭窄症の3分の2が労作時の胸痛を訴える。左室圧上昇や左室肥大による相対的心筋虚血が原因。冠動脈狭窄の合併も多い。しばしば失神も主訴となる。労作などで左室圧が急に上昇した際に、圧受容体反射により末梢血管拡張と徐脈が引き起こされ、血圧が低下し失神を来す。

左室圧の上昇や左室肥大は左室充満圧を上昇させ、肺うっ血を来し、労作時息切れや呼吸困難などの心不全症状が現れる。末期では左室収縮力が低下し、心不全がさらに増悪する。

突然死、予後

大動脈弁狭窄症の死亡の70％が突然死。大動脈弁狭窄症は、代償機転が働き長期間無症状に経過し、死亡リスクも低いが、いったん心不全、失神、狭心症を来すと、急速に死亡リスクが増大する。症状が現れた重症大動脈弁狭窄症は、時期を逃さずに弁置換術を行うことが重要（図）。

2 身体所見

収縮期雑音と頸動脈拍動のshudderを伴った遅脈

荒く大きな駆出性の収縮期雑音で、最強点が前胸部広範囲に存在し、鎖骨部、頸部に放散、重症になるほどピークが後方。

頸動脈の立ち上がりが遅く、ビリビリと響く所見（shudder）。

3 心エコー図

(1) 経胸壁心エコー図
●原疾患

先天性、リウマチ性、加齢変性が原疾患。高齢者人口の増加に伴って、加齢変性による大動脈弁狭窄症が増加。60歳以下では2尖弁が多い。2尖弁は、大動脈中膜の脆弱性のため、大動脈瘤、大動脈解離の合併頻度（37ページ、写真5）が高く、大動脈の定期フォローアップが必要。

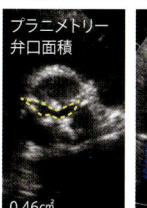

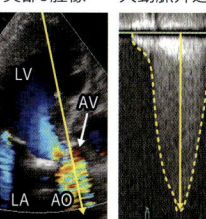

心臓弁膜症 ── TAVI・小切開手術など

写真1 経胸壁心エコー図による大動脈弁狭窄症の重症度評価

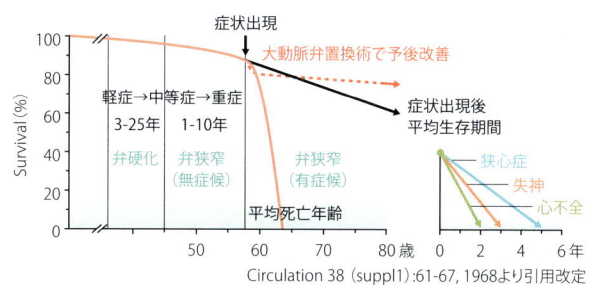

（大動脈弁短軸像　プラニメトリー弁口面積 0.46cm²／心尖部5腔像 LV, AV, LA, AO／大動脈弁通過血流 連続波ドプラ法　最高血流速度 6.1m/s、最大圧較差 147mmHg、平均圧較差 90mmHg、弁口面積 0.48cm²、弁口面積係数 0.34cm²/M²　重症大動脈弁狭窄症）

図 加齢性変性による大動脈弁狭窄症の自然歴
Circulation 38 (suppl1):61-67, 1968より引用改変

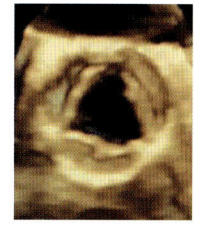

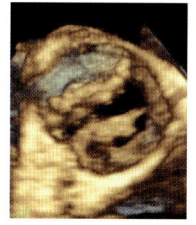

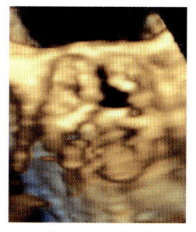

写真2 3D経食道心エコー図による大動脈弁狭窄症の診断
a 正常大動脈弁　b 先天性2尖弁　c 加齢による変性

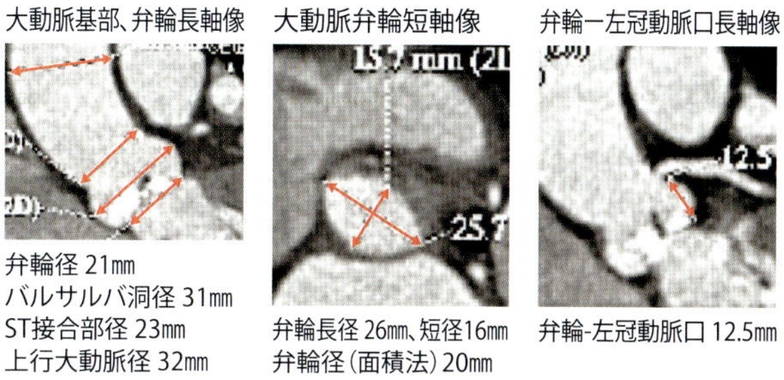

写真3 MDCTによる大動脈弁狭窄症のTAVI前評価
（大動脈弁基部、弁輪長軸像：弁輪径 21mm、バルサルバ洞径 31mm、ST接合部径 23mm、上行大動脈径 32mm／大動脈弁輪短軸像：弁輪長径 26mm、短径 16mm、弁輪径（面積法）20mm／弁輪-左冠動脈口長軸像：弁輪-左冠動脈口 12.5mm）

●重症度診断

　弁口面積1.0cm²未満が重症大動脈弁狭窄症。日本人では体表面積で割った弁口面積係数0.6cm²未満を重症大動脈弁狭窄症と診断するのが妥当。短軸像から弁口をトレースする方法と、ドプラ法から弁口面積を計算する方法がある（写真1、表）。

　大動脈弁通過血最高流速度>4m/sec、平均圧較差>40mmHgも重症大動脈弁狭窄症の診断基準だが、弁通過血流速度、圧較差は左室収縮性や弁通過血流量に影響される。貧血、脱水などの高拍出状態では流速が増大し重症度が過大評価される。重症心筋障害による低拍出症例や、左室肥大で左室内腔の狭い症例では、流速が低下し重症度が過少評価されるため、ドブタミン負荷エコーを行い、1回拍出量を増加させ、重症度を判定する必要がある。

表 大動脈弁狭窄症の重症度評価
（AHA/ACC Valve Stenosis Guidelines 2008）

	軽症	中等症	重症
最高血流速度(m/s)	≦2.5〜3<	3〜4	>4
平均圧較差(mmHg)	<20	20〜40	>40
弁口面積(cm²)	>1.5	1.0〜1.5	<1.0
弁口面積係数(cm²/M²)	>0.85	0.60〜0.85	<0.60

(2) 経食道心エコー図

　重症大動脈弁狭窄症は、弁の高度石灰化により経胸壁心エコー図で弁口の良好な画像が得られない場合が多く、経食道心エコー図での評価が非常に重要（写真2）。大動脈弁置換術やTAVIの適応の診断、術中モニターとして重要な役割を担う。

4　MDCT

　弁尖や弁輪部、上行大動脈の石灰化の評価や、径の計測に有用。弁輪径、バルサルバ洞径、大動脈径、弁輪部と冠動脈口の距離計測が可能。TAVIの画像診断として用いられている（写真3）。冠動脈狭窄やプラークの診断も可能。

5　心臓カテーテル検査

　心エコー図で血流速度と弁口面積の重症度が一致しない症例や、前述の重症度が過小評価されている可能性がある症例では、カテーテル検査を行い、圧較差や弁口面積を測定する。加齢変性による大動脈弁狭窄症は、冠動脈の石灰化や狭窄の合併が多く、CTより冠動脈造影で冠動脈の評価を行う。

虚血性心疾患（狭心症・心筋梗塞）── カテーテル治療、バイパ

虚血性心疾患治療のキーワードは"低侵襲"
カテーテル治療に、MICS

塩出 宣雄 循環器内科部長・心臓血管センター長、内田 直里 心臓血管外科部長

治療適応の基準	成　績
運動負荷心電図やホルター心電図の記録、心臓超音波検査、冠動脈CT検査での評価。最終確定診断は、心臓カテーテル検査による。	2012年の冠動脈造影2150例、冠動脈カテーテル治療（PCI）667例。バイパス手術累計700例。

狭心症、心筋梗塞とはどんな病気？

「狭心症や心筋梗塞は、高齢者では減っているが、若い人は増える傾向にあります」と指摘するのは、塩出宣雄循環器内科部長。これらは、かつてはほとんど50代以降の病気とみなされていたが、メタボや生活習慣の乱れから、今は30代でも見られるそうで、「太り過ぎ、運動不足、ヘビースモーカーの人は、若くても気をつけなければなりません」と警告する。

狭心症や心筋梗塞は、動脈硬化（図1）と関係が深い。動脈硬化とは、文字通り動脈の壁が厚くなったり、硬くなったりして、動脈の弾力性がなくなる状態をいう。初期の段階では、動脈硬化といえば粥状動脈硬化のことで、これは血管の内側に粥腫（プラーク）ができた状態をいう。

プラークとはコレステロールや脂肪などの物質と血中のマクロファージが沈着したものである。つまり、一般的には動脈硬化とは、血管の内側にコレステロールや脂肪が沈着し、血管の内腔が狭くなった状態をさす。

動脈硬化は、全身の動脈のどこにでも生じる現象であり、どの臓器の血管に動脈硬化が生じるかによ

り、発症する疾患が異なる。たとえば、脳への血管に動脈硬化が生じて閉塞すると、脳梗塞を発症し、脚に栄養を送る血管に動脈硬化が進行すると、歩く際に下肢の痛み（間欠性跛行）が生じる。

図1 動脈硬化

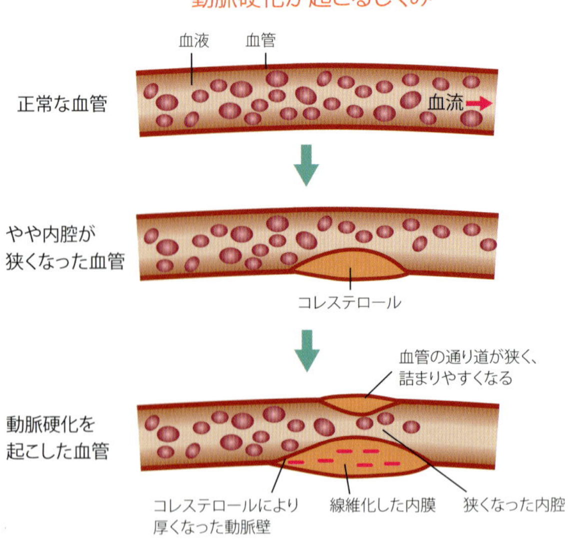

図2 労作性狭心症

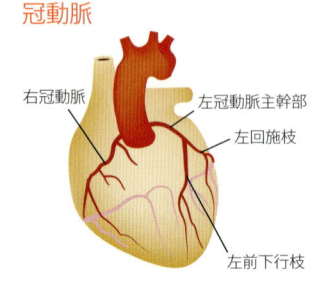

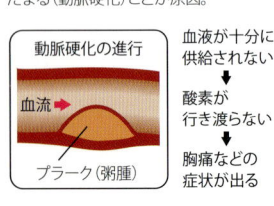

虚血性心疾患（狭心症・心筋梗塞）――カテーテル治療、バイパス手術

Profile
しおで のぶお

1987年広島大学医学部卒。専門領域は循環器一般。松江赤十字病院心血管病センター長を経て、2010年より現職。日本内科学会総合内科専門医、日本循環器学会専門医、CVIT（日本心血管インターベンション治療学会）指導医、頸動脈ステント指導医、日本高血圧学会指導医。
※内田直里心臓血管外科部長のプロフィールは7P参照

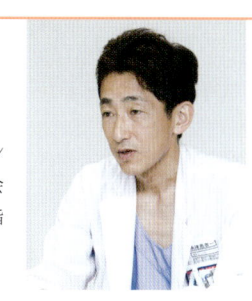

■表 狭心症の検査

検査	内容
運動負荷心電図	狭心症の場合、発作の時にしか心電図には異常が出ないために、安静時の心電図をとっても正常である。そのため、トレッドミルやエルゴメーターでの運動負荷を施行して心電図を記録する。
ホルター心電図	24時間心電図を記録して、発作が起こった時の心電図を記録する装置である。小さな機械であり、機械をつけたまま通常の生活中の心電図を記録する。
心臓超音波検査	心臓の動きや弁膜症の程度を評価する検査。
冠動脈CT検査	CT検査で冠動脈の評価を施行できる。

心臓に酸素と栄養を送る血管が冠状動脈であるが、冠状動脈に動脈硬化が起こり、狭窄が高度になると、心臓の筋肉への血液の流れが悪くなる。心臓の筋肉に十分な血液が供給されなくなると、労作によって心臓に痛みが起こる。それが、狭心症（図2）である。

冠状動脈が完全に閉塞すると、血液が完全に供給されなくなり、心臓の筋肉が壊死に陥る。それが、心筋梗塞である。

こんな症状があれば、狭心症を疑おう

狭心症は、胸部絞扼感（胸がしめつけられるような痛み）、窒息感、灼熱感（焼けつくような感じ）、重圧感、圧迫感として感じることが多く、不快感、不安感を伴うことが多い。痛みの部位としては、胸骨の中央、上方、みぞおち、肩、あごなどで、必ずしも胸の痛みばかりではない。歯の痛みとして感じる場合もある。

一般的には労作などで症状が現れるが、寒さや精神的ストレスなどで症状が誘発されることもある。

また、「最近、時々胸が痛い」というのは狭心症の典型的な症状の1つだが、痛くない時に心電図をとっても異常は現れず、健診でも引っかからない。健診を受けて異常がなかったからと安心して、かえって病気が見逃されてしまうことも多く、「気になる症状があれば、早めに循環器専門医の検査（表）を受けることをお勧めします」と、塩出部長。

心筋梗塞は、前駆症状として狭心症的な症状が現れる人もいるが、ある日突然起こることも多い。心筋梗塞を発症すると、約50％は病院にたどり着く前に死亡するといわれている。心筋梗塞に対して、同院では24時間365日体制で対応している。

心臓カテーテル検査とは？

手首、肘、脚の付け根などから、カテーテルを挿入し、冠状動脈を造影する検査である。狭心症、心筋梗塞などの最終確定診断となる。

正常な血管には狭窄はないが、狭心症の患者の冠動脈造影では、狭窄が認められる。

県内でいち早くPCIを導入

冠動脈インターベンション（PCI）は、カテーテルを使用して冠動脈の狭窄病変、閉塞病変を拡張する低侵襲治療である。土谷総合病院では県内でいち早く、1988年から開始した。それ以来、カテー

虚血性心疾患（狭心症・心筋梗塞）——カテーテル治療、バイパス手術

写真1　バルン拡張術（POBA）

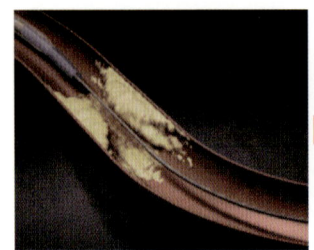

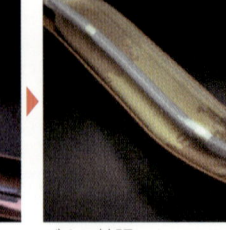

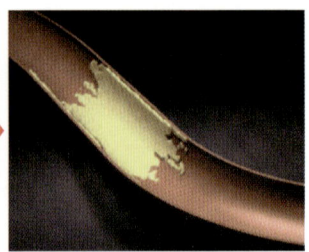

ガイドワイヤー通過　　バルン挿入　　バルン拡張　　終了後

テルの世界は驚異的なスピードで進化しており、今では多種の病気に対応している。

「狭心症・心筋梗塞は、以前は開胸によるバイパス手術が必要でしたが、最近ではほとんどの症例がカテーテル手術で治療可能です」（塩出部長）

同院では現在、年間約2000例の冠動脈造影、うち約700例の心血管治療を行っている。特に、他院では治療困難である、高度な石灰化病変や完全閉塞病変なども積極的に治療している。

狭心症の場合、カテーテル治療とバイパス手術の割合は、一般的には5対1ぐらいといわれるが、同院ではおよそ8対1。例えば、普通はバイパス手術になることが多い、難度の高い慢性完全閉塞も、カテーテル治療で高い成功率を収めている。

一方、冠動脈が3本とも狭窄していたり、根元に近い部分の石灰化が強く進んでいたりするような、カテーテルでは治療しにくい症例は、バイパス手術となる。

ほとんどが手首から挿入可能

手技は2mm程度のカテーテルを、手首、肘、大腿動脈などから挿入して行うため、傷口は小さく、低侵襲である（写真3）。最近では、カテーテルの進歩により、より細いカテーテルが使用可能であり、ほとんどの症例で手首からの治療が可能。より低侵襲となっている。

バルン拡張術（写真1）は、風船を冠動脈に挿入して、狭窄を拡張する治療である。しかし、風船で拡張するだけでは、再狭窄率が高く、再治療となることが多いために、ほとんどの場合ステント治療（写真2）を併用する。

ステントはステンレスやコバルトクロム合金で作られた金属のメッシュの筒で、以前は再狭窄率が約30％程度あったが、最近ではステント表面に細胞増殖を抑制する薬剤が塗られている薬剤溶出ステントを使用しており、再狭窄率は10％以下に減少している。

動脈硬化が進行すると、血管に石灰が沈着し（石灰化）、血管が硬くなる。そのような病変は、風船のみでは拡張できないことがあり、石灰化した狭窄をドリルで削るカテーテルであるロータブレーターを使用することもある。

ロータブレーターは、他施設からの紹介で来院する患者さんも多く、県内でもっとも多くの症例実績がある。

虚血性心疾患(狭心症・心筋梗塞) ── カテーテル治療、バイパス手術

写真2 鎖骨下動脈狭窄

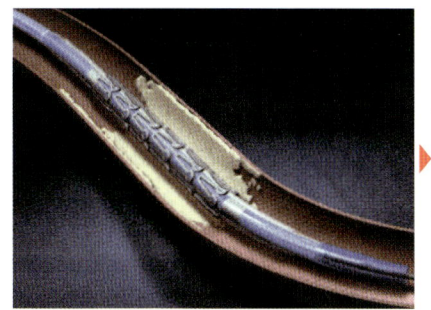

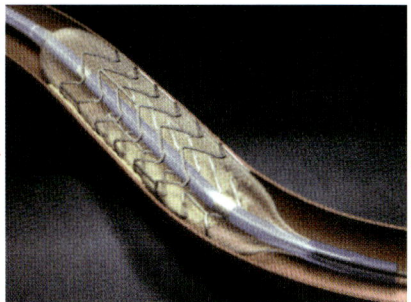

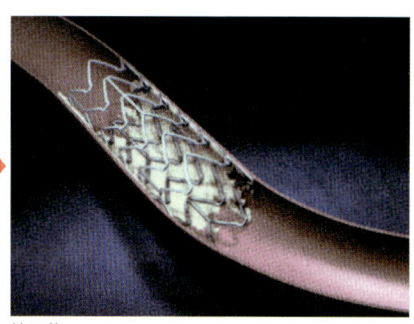

バルン拡張後ステント挿入 　　　 拡張 　　　 終了後

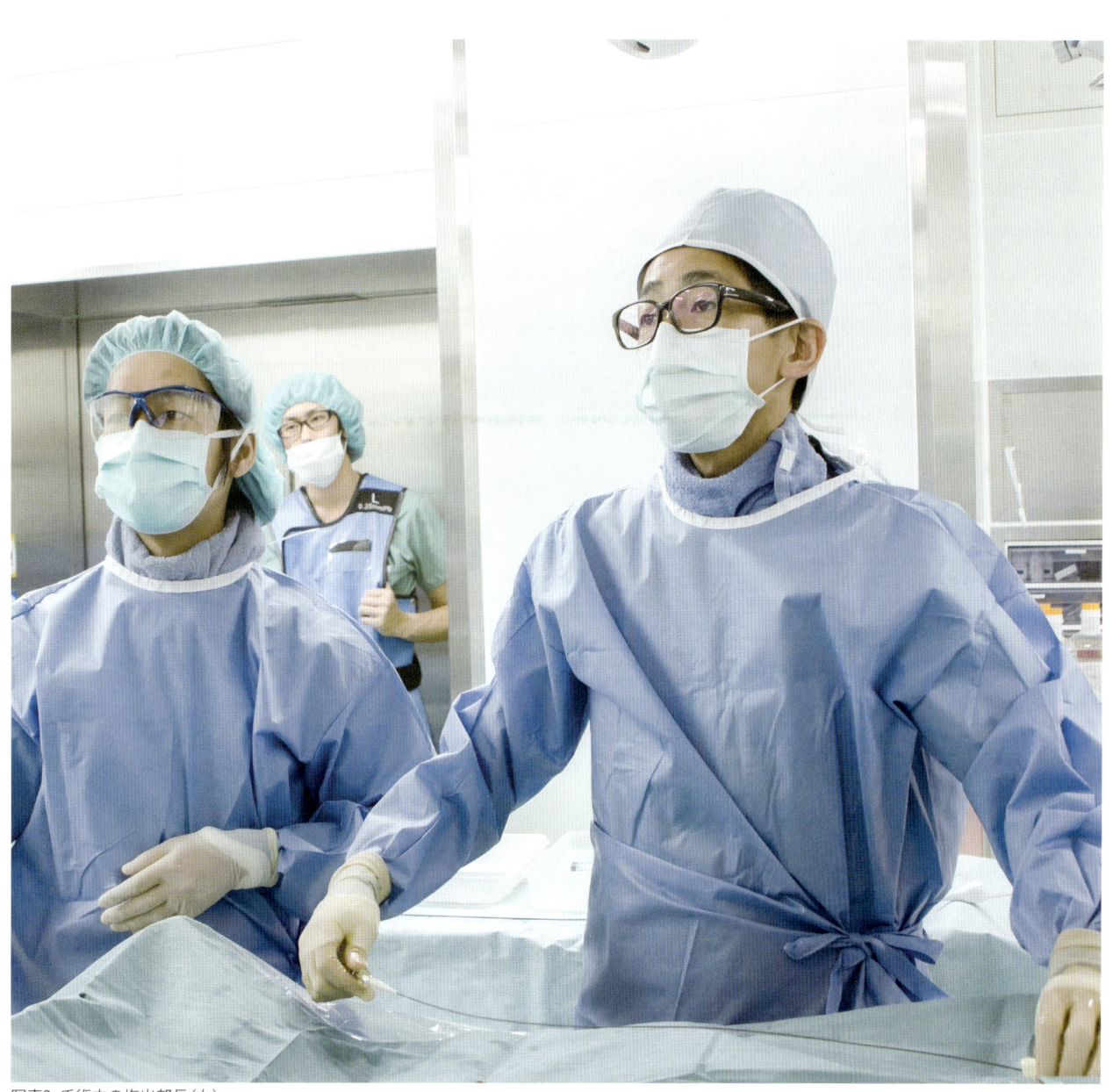

写真3 手術中の塩出部長(右)

虚血性心疾患（狭心症・心筋梗塞）──カテーテル治療、バイパス手術

写真4 鎖骨下動脈狭窄

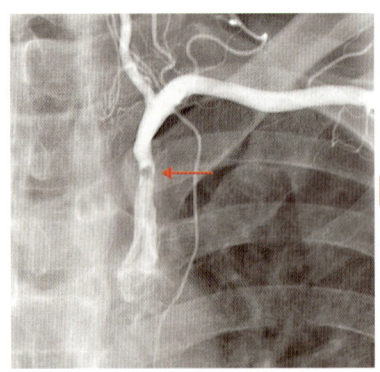

治療前 矢印（赤）の部位に高度狭窄を認めた

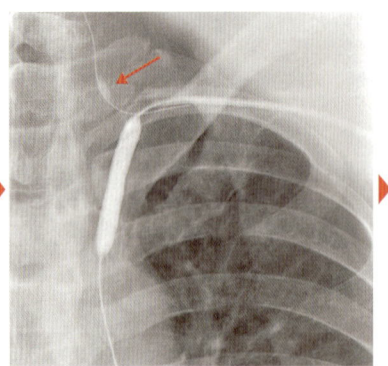

狭窄部にステントを挿入し、バルンにて後拡張している。椎骨動脈への塞栓にて脳梗塞になる可能性があるために、椎骨動脈の血流をバルンにて止めている　矢印（赤）

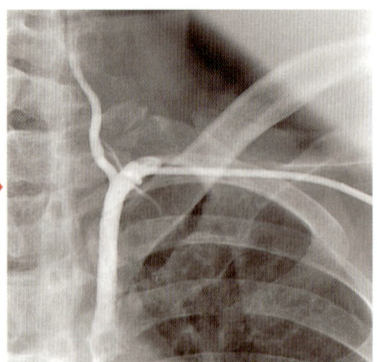

治療後 狭窄部は十分に拡張されている。椎骨動脈も良好に流れている

末梢血管疾患にも対応

　動脈硬化は全身の血管に起こる。鎖骨下動脈に狭窄が起こると、腕や手の血流が悪化し、上肢のだるさ、しびれなどの症状が出る。また、下肢の動脈に狭窄が起こると、歩行時の脚の痛み（間欠性跛行）、冷感などの症状が現れる。さらに、動脈の狭窄が進行すると、脚への血流が低下し、脚の壊死が起こり、下肢切断となることもある。

　末梢血管の動脈硬化による疾患を閉塞性動脈硬化症というが、冠状動脈の狭窄と同様にカテーテルでの治療が可能である。一般的には、バルン拡張とステントを使用して治療を行う。

　同院では、鎖骨下動脈（写真4）、腸骨動脈（写真5）、大腿動脈などの血管内治療も施行している。「当院の心臓治療のプロ集団・ハートチーム（Heart Team）は、大動脈の病気だけではなく、脳以外の全身の血管のトラブルに対応しています」と、塩出部長は言う。

冠動脈バイパス手術も小さな傷から

　虚血性心疾患に対する治療は、カテーテル治療が圧倒的に多くなり、外科手術の割合は減っているが、手術が必要なケースは重症例が多い。冠動脈バイパス手術は、人工心肺を用いない心拍動下バイパス手術（オフポンプバイパス）が低侵襲で、術後の回復が早いため多くの施設で実施され、今では標準的な手術となっている（写真6）。

　心臓血管外科の内田直里部長は、今まで700例ほどの心拍動下バイパス手術の経験をもとに、ハイブリッド手術室が新設されたのを機に、より低侵襲の、小さな切開の心臓手術に積極的に取り組んでいるという。

　通常、大きな胸骨正中切開で行う心臓手術に代えて、できるだけ小さな切開で行う心臓手術全般のことを、英語の略語からMICS（ミックス＝低侵襲心臓手術、小開胸手術）と呼んでいる。

　内田部長は、1990年代に世界中に広がった小切開左開胸を用いたオフポンプバイパス手術MIDCABを広島で初めて実施し、一時は盛んに行った。しかし、MIDCABは限られた冠動脈にしかバイパスできないため、その後出現した安全な正中切開のオフポンプバイパスに取って代わられていた。

　「今は、当時とは比べものにならないほどスタビライザーなどの治療の道具も技術も進化している。さらに、ハイブリッド手術室という、カテーテルもで

虚血性心疾患（狭心症・心筋梗塞）── カテーテル治療、バイパス手術

写真5 腸骨動脈狭窄

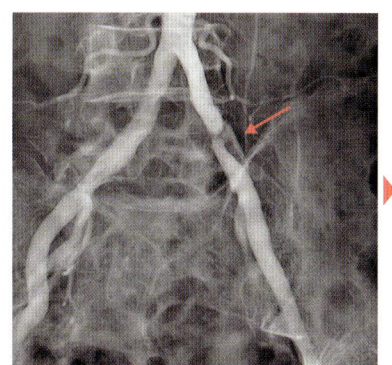

左下肢の間欠性跛行で来院され、下肢動脈造影にて左腸骨動脈に高度狭窄を認めた（矢印）

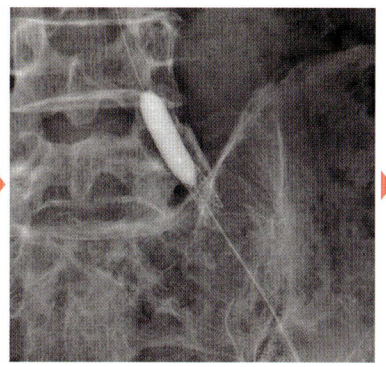

狭窄部にステントを挿入し、バルンにて拡張

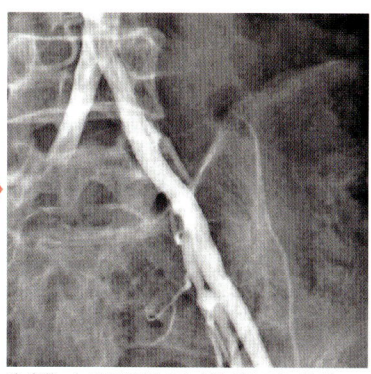

治療後 左腸骨動脈のみを造影しているが、狭窄部は拡張されている。治療後下肢の痛みは劇的に改善した

き、Cアームで透視のもと、安全とクオリティーを担保できる環境が整ったことで、より低侵襲な治療が再び可能になったのです」と説明する。

1例目は、MICS-CABG手術（図3、写真7）という、骨を切らずに肋間（小さな傷）から心臓の血管に1本バイパス手術をする方法を実施。MICSは術野が小さいため、技術的にも格段に難しい。それでも、胸骨を切らない（低侵襲）というメリットは大きい。

「これからも可能なら患者さんのニーズと適応を詳細に検討し、MICSを行っていく予定。例えばバイパス手術とカテーテル治療のコンビネーション、小切開手術とPCIとを組み合わせた治療など、ハイブリッド手術室の活用の可能性をより広げたい」と、内田部長。

安全にMICSを行うために不可欠の、高い技術と豊富な経験、ハイブリッド手術室という最先端の施設、抜群のチームワーク（ハートチーム）がそろっている同院なら、そうしたやさしい治療が実現できる日も遠くないかもしれない。

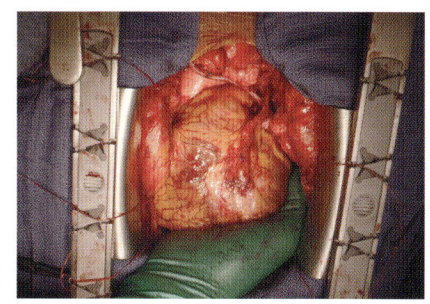

写真6 OPCAB（オフポンプバイパス）
両側内胸動脈を使用して、心拍動下に2本バイパスを施行している

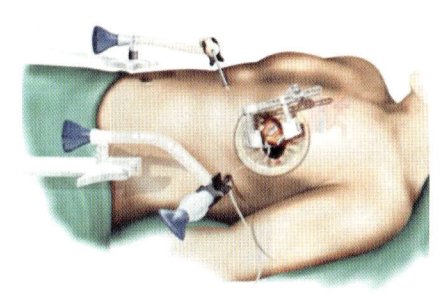

図3 MICS-CABG手術のイラスト
（メドトロニック社より）

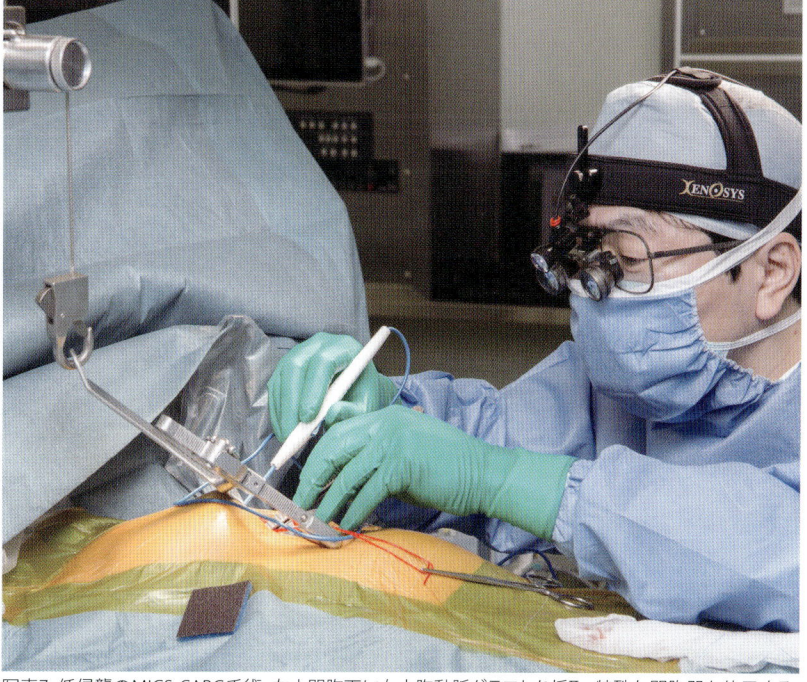

写真7 低侵襲のMICS-CABG手術。左小開胸下に左内胸動脈グラフトを採取。特殊な開胸器を使用することで、小開胸下でも採取可能となった

大動脈瘤――ステントグラフト治療

国内有数！ステントグラフト領域でのハイブリッド手術
胸部腹部とも、デバイスすべての指導医を取得

内田 直里 心臓血管外科部長、望月 慎吾 心臓血管外科医長

手術適応の基準
腹部4cm、胸部5cm以上、ただし嚢状瘤はそれ未満でも治療の対象。半年から1年の間に動脈瘤が0.2cm以上大きくなるケースなど。

成　績
胸部大動脈瘤に対するカテーテル型ステントグラフト治療368例、ハイブリッド型ステントグラフト治療320例。待機手術死亡はカテーテル型2例、ハイブリッド型3例。

経験豊富な大動脈瘤のステントグラフト治療

　500例以上の胸部ステントグラフト治療の経験を持つ内田直里部長が2013年9月より、大動脈瘤のステントグラフト治療を実施している。

　内田部長は、15年前から従来の外科手術とステントグラフト手術を組み合わせたハイブリッド手術を日本でいち早く臨床応用し、その実績は日本屈指。世界中から注目され、現在までにカテーテル型ステントグラフト治療を368例、ハイブリッド型ステントグラフト治療を320例に行い、手術死亡はカテーテル型2例(0.5％)、ハイブリッド型3例(0.9％)と良好な成績を得ている。

　広島県内では唯一、胸部大動脈に対するすべての企業用ステントグラフトの指導医の資格を持っている。

突然死する恐ろしい病気、動脈瘤とは？

　動脈瘤とは、加齢、喫煙、高血圧、高コレステロール、遺伝的因子などにより動脈硬化が進行して、心臓から直接分岐した大動脈が、血流の圧力に耐えることができなくなり、瘤になったもの。胸部にできたものが胸部大動脈瘤(写真1)で、腹部にできたものが腹部大動脈瘤。ほとんどが無症状だが、破裂すると大量出血をきたし、突然死にいたる恐ろしい病気である。

手術適応の基準

　手術適応は、大きさを第一に、形状や年齢・合併症などから総合的に判断する。一般的に動脈瘤が胸部で5cm以上、腹部で4cm以上あれば破裂の危険性があり、手術適応の可能性がある。それ未満

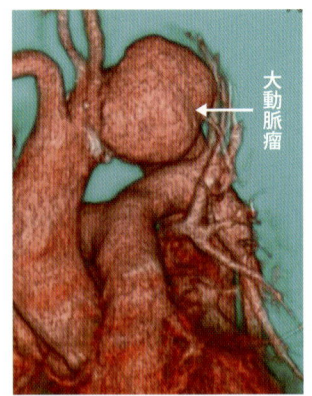

写真1　胸部大動脈瘤

でも、半年から1年の間に大動脈が0.2cm以上大きくなるようなら治療を考えたほうがよく、「外来での簡単なCT検査などですぐに診断がつくので、心臓血管センター外来に気軽にご相談ください」と、内田部長は呼びかけている。

3つの手術法――ステントグラフトを中心に

Profile
もちづき しんご

2003年徳島大学医学部卒。専門は心臓血管外科一般。JA廣島総合病院、呉医療センター勤務の後、09年よりあかね会土谷総合病院勤務。フランス、Hopital Cardiologique du Haut-Leveque, Universite de Bordeaux留学後、14年より、あかね会土谷総合病院勤務。外科専門医、心臓血管外科専門医、ステントグラフト実施医。
※内田直里心臓血管外科部長のプロフィールは7P参照

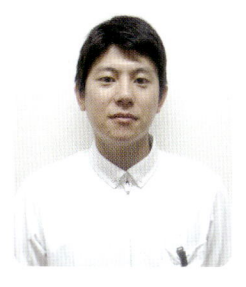

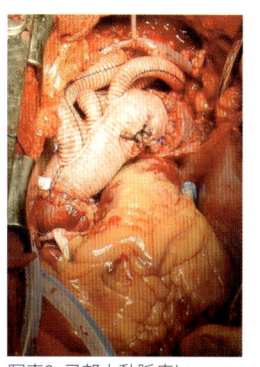

写真2　弓部大動脈瘤に対する、人工血管置換術

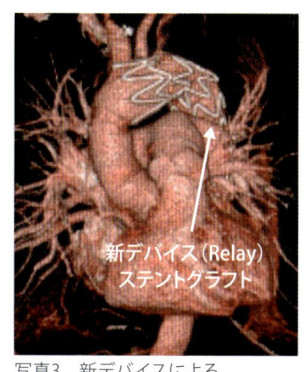

写真3　新デバイスによるステントグラフト治療

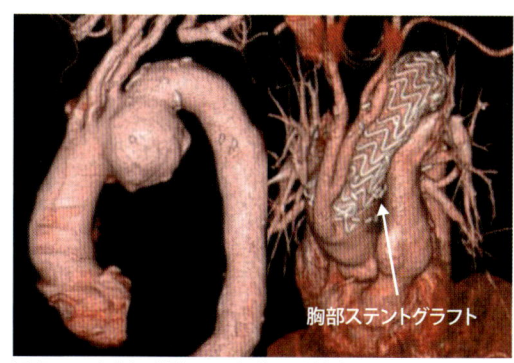

写真4　ハイブリッド型ステントグラフト治療
頸部3分枝の動脈をバイパスした後にステントグラフト治療を施行

手術は、大動脈瘤の破裂を予防することが目的で、①開胸、開腹手術（瘤の部分を人工血管で取り換える人工血管置換術、表1、写真2）②ステントグラフト挿入術（カテーテルを使って瘤の内部で人工血管を広げ、瘤に届く血流を遮断させる治療③ハイブリッド型ステントグラフト治療（写真4）：その1つにオープンステントグラフト（開胸や開腹した後、大動脈瘤の心臓側にはステントを縫いつけるが、反対側はそのままにする手術）の方法がある。

ステントグラフト治療は、高齢者やたくさんの持病を抱えている患者さんにも負担の少ない治療を提供するために、近年開発された治療である。両側の脚の付け根を数cm切開し、カテーテルを使って血管内から人工血管を植え込む方法で、胸やお腹を切ることなく手術できるというメリットがある。

直接大動脈を縫う代わりに人工血管にステントが付いており、ステントの力で大動脈に固定する方法。そのため正常な大動脈の曲がりが強かったり大きかったりする部分や、頸部や腹部へ大切な動脈が分岐している部分（弓部では左鎖骨下動脈、胸部下行では腹腔動脈、腹部では腎動脈など）には、ステントグラフトは難しいとされていた。

しかし、最近デバイスの改良（写真3）や重要分枝にバイパスをしてステントグラフトを行うハイブ

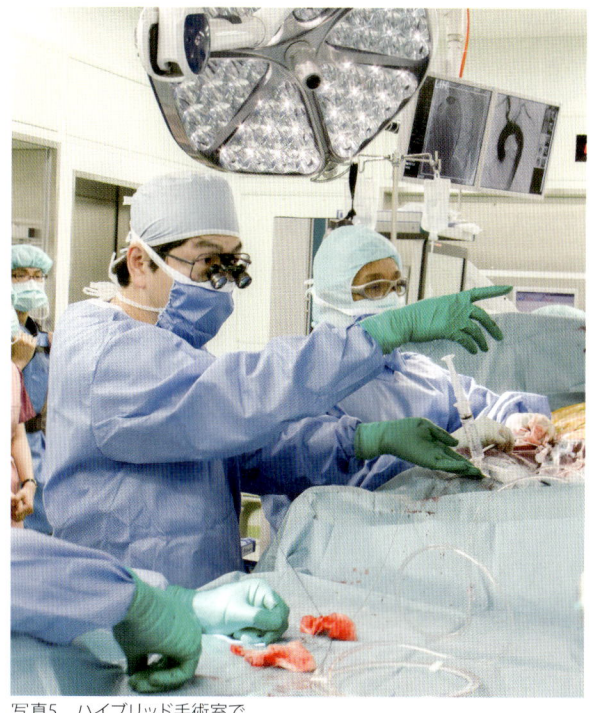

写真5　ハイブリッド手術室で

リッド治療（写真4）が可能となり、ステントグラフトの適応は拡大している。同院には、ハイブリッド手術室（写真5）もあり、できる限り患者さんに負担の少ない治療法を追求・選択している。

ステントグラフトの注意点

ただし、ステントグラフト治療の歴史は浅く、長期にわたり安全性が確保されている治療法であるか

大動脈瘤──ステントグラフト治療

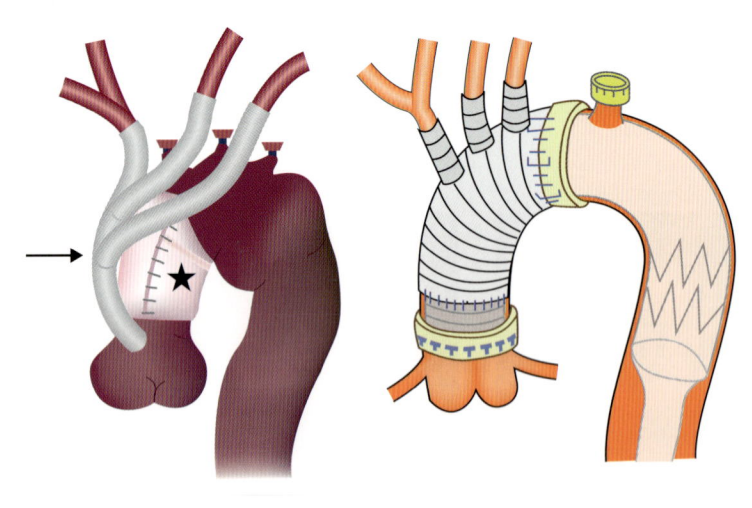

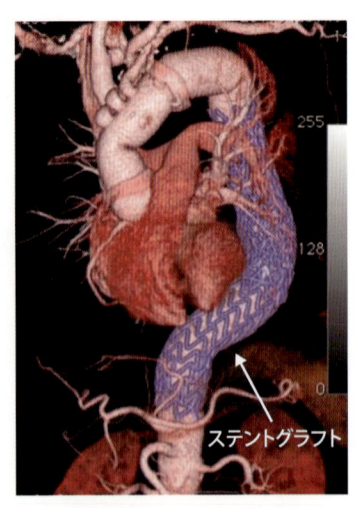

| バイパス＋ステントグラフト | 術中オープンステントグラフト | 人工血管置換術＋ステントグラフト |

写真6　種々のハイブリッド手術

疑問もある（表2）。最大の原因は、エンドリーク（ステントグラフトの端から血液が漏れ、動脈瘤の中に血流が再開通すること）。そのため長年にわたり、CT検査などで確認していく必要がある。それを考慮に入れ、患者さんとしっかりと相談したうえで治療方針を決める。

術前診断のカギは、CT

ステントグラフト治療で特に重要になるのが、CTスキャン。64列、または256列のマルチスライスCT機による造影CT検査を行い、高精度の3D画像をワークステーション上で作成する。まず瘤の形態や性状を把握し、次にデバイスサイズを決めるのに必要な血管径や距離を計測。画像診断の技術を駆使した術前の正確なサイジングとそれに基づいたデバイス選択は重要で、サイジングを誤るとエンドリークや破裂につながる恐れがある。

「CT画像による解剖学的リスクと患者さんの身体的リスクを総合的に判断して、治療方針を決めるシステムづくりが重要です」と強調する。

同院では、内田部長を中心に麻酔科医、看護師、診療放射線技師などのコメディカルとの連携でステントグラフトチームを編成して取り組み、弓部大動脈瘤や腹部に関しては約半数、胸部下行大動脈瘤は、ほぼ全例にステントグラフト治療を行っている。

オープンステント治療の第一人者

内田部長は、オープンステント治療（写真6）で日本の第一人者であり、世界的にも有名である。大動脈瘤の急性大動脈解離に対しても、ステントグラフト治療を応用している。

急性大動脈解離とは、ある日突然、血管内側の内膜・中膜が傷ついて穴が開き、激しい痛みを伴うことが多く、破裂大出血したり、重要な臓器（心臓・脳・腹部・下肢）に血が通わなくなったりする、命にかかわる病気。遺伝的素因、高血圧、寒冷刺激、ストレス、いびき（睡眠時無呼吸）などが関係しているといわれている。

大動脈解離の治療は、早期治療が重要。急性大動脈解離は心臓近くに解離が及ぶA型と、背中から下にあるB型に分けられ、A型は緊急手術が必要となる。B型は緊急手術の必要はないが、痛みが持続し、臓器障害・大動脈拡大の場合は手術が必要となる。

手術は大きな手術となり、死亡率も10％程度ある。以前と比べると手術成績は向上しているが、すでに

■表1 人工血管置換術の長所と短所

長所
- 安全性や有効性がほぼ確立されている
- 合併症なく退院できれば、その後の異常を起こすことは少ない
- 人工血管は耐久性に優れ、取り換える必要はほとんどない

短所
- 胸部や腹部を大きく切開
- 絶食や安静の期間が数日必要
- 胸部では術中の出血が多くなるため、多くは輸血が必要
- 術後に合併症を起こして命をおとす危険性もまれにある

■表2 ステントグラフト治療の長所と短所

長所
- 体の負担が少なく回復が早い
- 手術ハイリスク症例でも施行可能
- 周術期合併症が少ない
- 術中出血が少ない

短所
- 解剖学的適格条件に合致しないと治療できない
- 留置手技で腸骨大腿動脈を損傷する場合がある
- 遠隔期での瘤の再増大・破裂がゼロではない
- 漏れ（エンドリーク）のために長期成績が十分にわかっていない
- 定期的な経過観察が必要

ショックや意識障害・臓器障害で全身の状態が不良な例はいまだに手術成績は不良で、より負担の少ない治療が望まれる。

そこで、最近可能となったのが、ステントグラフトを応用した治療。内田部長は、急性大動脈解離に対するステントグラフト併用ハイブリッド治療を行うことで、より患者さんの体への負担は少なく、安全で大きな手術を可能としている。

腹部大動脈瘤の治療の流れ

腹部大動脈瘤（写真7）は、腹部大動脈にできる瘤で、その原因の第一は動脈硬化。特に高血圧・高脂質・高尿酸血症・糖尿病の病気のある人は動脈瘤のリスクが高くなる。

この瘤は、破裂するまでは瘤に気付かない場合も多いが、破裂してしまうと大出血をきたし、病院までもたないことも度々ある。

「どんな瘤が破裂するのかは、瘤の大きさ、拡大の速度、形、壁の構造などである程度判断できます」と内田部長。

大きな瘤ほど大きくなりやすく、破裂しやすいといわれる。1年の破裂率は、大きさが5cm以下のものでは約1％、5～6cmでは5～10％、6cm以上では10～25％といわれている。さらに、高血圧・喫煙などの様々な理由でも破裂のリスクは高まる。

一度大きくなった瘤は、薬では元の大きさには戻らず、根本的な治療は手術になる。

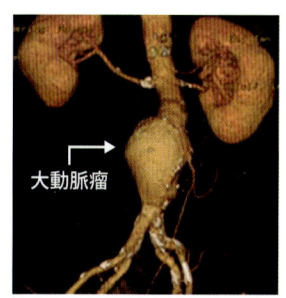

写真7 腹部大動脈瘤

まず、CT検査を施行し、瘤の存在を確認し、ステントグラフト挿入術による治療が可能かどうかを判断する。原則として外科手術のハイリスク症例（虚血性心疾患、呼吸器障害、高齢、開腹術の既往など）はステントグラフト治療対象となる（図）。

ステントグラフト挿入術は、放射線科と心臓外科の合同で実施する。人工血管置換術は心臓血管外科で行う。

図 ステントグラフトの治療対象

外科手術のハイリスク症例
- 他臓器合併例（心・肺・脳・腎・血液疾患など）
- 高齢
- 開腹術の既往など

不整脈 ── カテーテルアブレーション

不整脈を根治し、薬と発作から解放する
発展する不整脈の根治的治療法・
カテーテルアブレーション

村岡 裕司（むらおか ゆうじ）　循環器内科医長、臨床検査室長

アブレーション治療の適応の基準
発作性上室頻拍や心房細動、心房粗動、心房頻拍、心室頻拍などの頻脈性不整脈。

年間治療実績
カテーテルアブレーション約300例。徐脈性不整脈に対するペースメーカー100～150例、心不全に対するペースメーカー（両心室ペースメーカー）および植え込み型除細動器治療20～30例。

超高齢社会で不整脈が増加

「ときどき心拍リズムが乱れる不整脈は健康な人でも起こり、珍しいものではありませんが、病気としての不整脈の患者さんは、確実に増えています」と話すのは、不整脈外来を担当する村岡裕司医長。

心筋梗塞や狭心症は心臓の血管の病気だが、不整脈は電気系統の異常や故障である。不整脈の発生源は生まれつき素因を持っていることが多く、そうした要素を持っている人に高血圧などの生活習慣による要素が加わると、不整脈が起こりやすくなる。そのため、超高齢社会を迎えて不整脈の患者さんは増え、とりわけ心房細動は確実に増えているという。

不整脈には大きく分けて3つの種類がある。

脈が極端に速くなる「頻脈」、遅くなったり止まったりする「徐脈」、脈が飛ぶ「期外収縮」。このうち3つ目の期外収縮性不整脈は、健康な人にも起こるもので、特に治療の必要のない経過観察になることが多い。

1つ目の頻脈性不整脈の治療は、薬物治療法と非薬物治療法があり、主に薬物療法が行われてきたが、最近飛躍的進化を遂げ注目を集めているのが非薬物治療法のカテーテルアブレーション治療である。頻脈性不整脈を根治する唯一の治療法である。

不整脈の根本治療として注目！

アブレーション（ablation）とは「切除すること」という意味で、カテーテルの先から高周波電流を流して、接している生体組織を小さく焼き切る。カテーテルアブレーションでは、脚の付け根などの太い血管からカテーテルを入れて、心臓内部の不整脈の原因となっている部分を小さく高周波電流で焼き切るため、手術が成功すれば不整脈を根治できる。

まず行うのは、心臓電気生理検査（EPS）。血管から先端に電極の付いた細いカテーテルを心臓の中に数本挿入し、X線透視を併用しながら、カテーテルの先に付いている電極を心臓の内壁に接触させ、一度に数十か所の心電図を記録することで、不整脈の原因箇所を突き止める。

不整脈の原因組織はピンポイントとして探す必要があり、そのためには多電極のカテーテルを数本入れて、心臓内の局所の電位を多数記録（マッピング）して調べる。マッピングとは、心臓局所の電位を記録して心臓の電気的な興奮伝播過程を可視化する検査で、特に限局的な処置を行う不整脈治療では

Profile

むらおか ゆうじ

1989年広島大学医学部卒。専門領域は不整脈、循環器一般。広島大学病院、広島市民病院などを経て、2000年より現職。12年より臨床検査室長。日本内科学会総合内科専門医、日本循環器学会認定専門医、日本不整脈学会不整脈専門医。

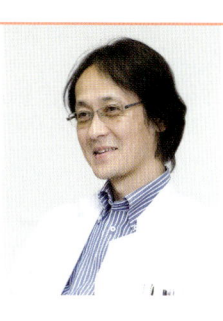

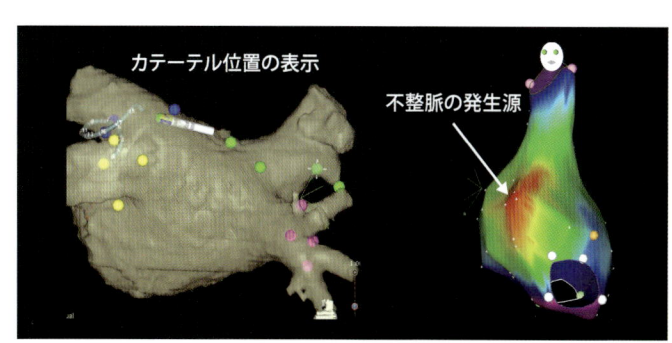

写真1 不整脈マッピング

不可欠である。症例により、体の周囲に発生させた磁場を利用し、三次元で心臓内の解剖学的情報と不整脈発生起源を表示するマッピングシステムを利用して治療を行う（写真1）。

「心臓電気生理検査（写真2）では、普通の心電図の10倍ものスピードで流れる心電図を瞬時に判断し、診断に導く必要があります」。それには相当の熟練度を要する。不整脈の分野は専門性が高く、循環器内科医でも垣根が高いと言われるゆえんである。

心臓内壁の原因組織にカテーテルが達すると、先端電極に高周波を通電し、電極の先端が発熱する。すると、そこに当たった心筋が焼き切られ、不整脈発生源としての機能が失われる。「手術が成功

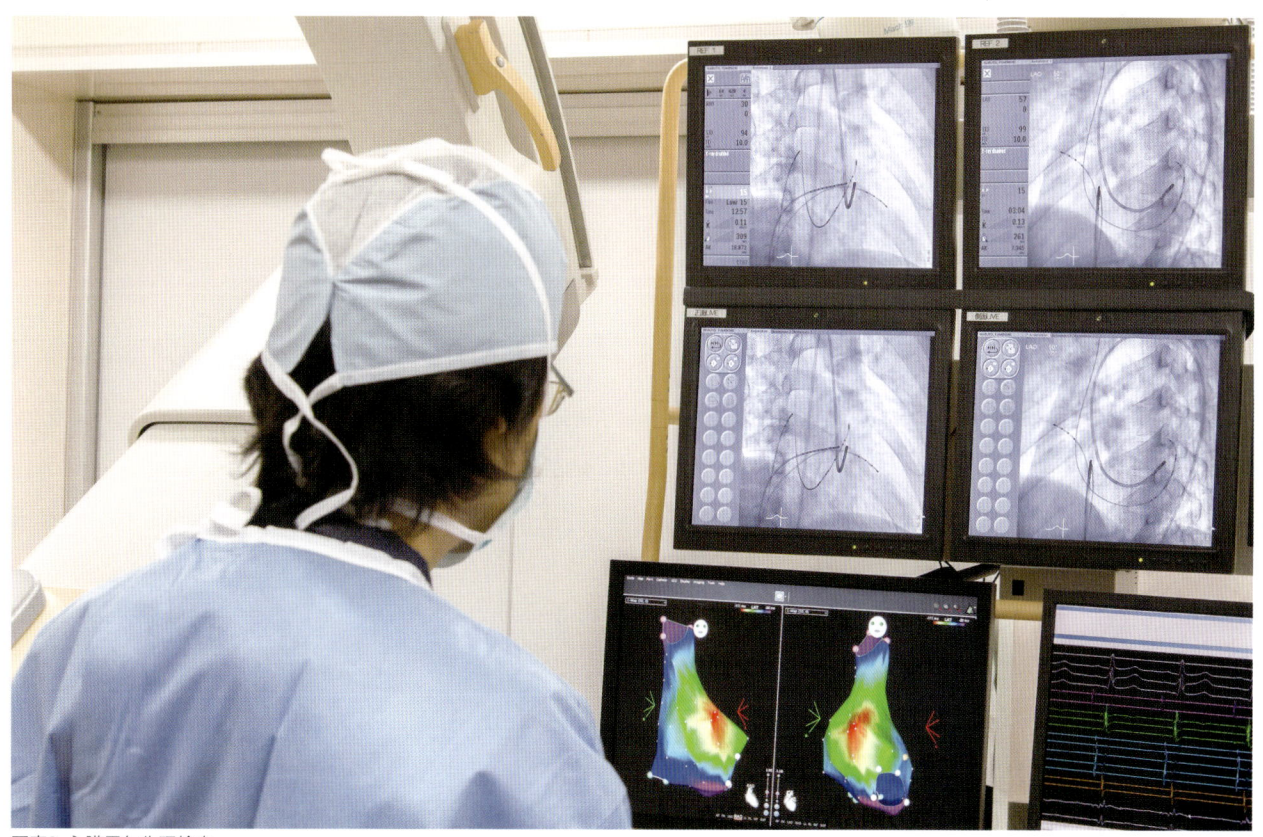

写真2 心臓電気生理検査

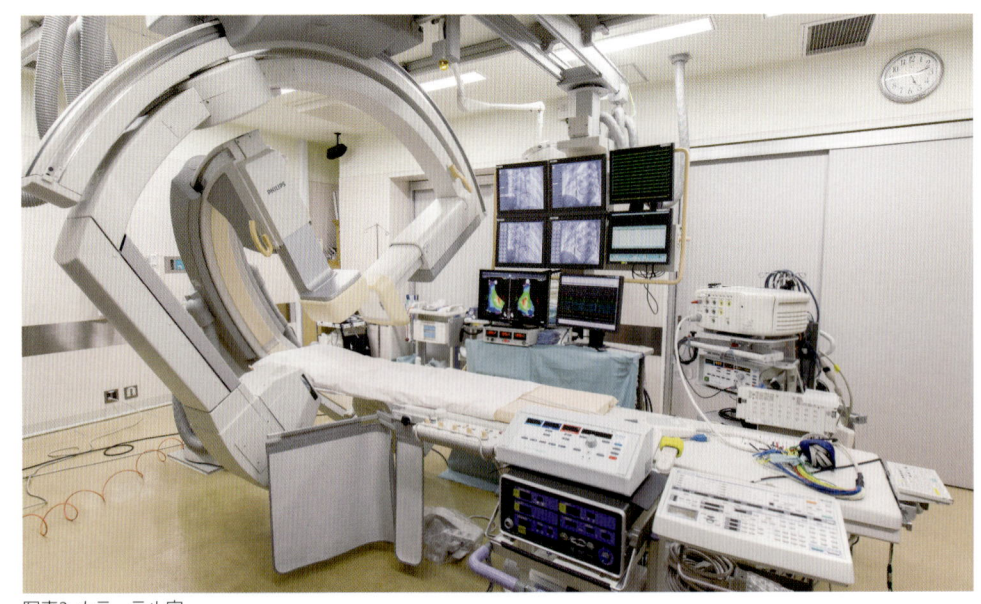

写真3 カテーテル室

すれば、病院離れもでき、特に若い患者さんには非常にメリットの大きい治療になります」

高い技術と診断の習熟度

 カテーテルアブレーションは、一方で、心腔内で縦・横・深さの三次元でカテーテルを操作するため、操作を誤れば心タンポナーデなど合併症のリスクもある。合併症の発生に関しても、術者の腕にかかるところが大きい。

 カテーテルアブレーション治療が受けられる病院は、血管造影室の設備と心内心電図やカテーテル器具などが一通りそろっていれば可能である。ただ、不整脈は症状が多彩で診断がつけにくい疾患であるうえ、心臓が疾患により肥大しているケースも多く、心臓の大きさや形も個体差が大きいため、手術には経験と高い技術と診断の習熟度が求められる。

 以前は、発作性上室頻拍や心房頻拍、心房粗動、心室頻拍などの頻脈性不整脈に対するカテーテルアブレーションが一般的だったが、2000年代に入り心房細動に対するカテーテルアブレーションが開発され、近年成功率が向上してきた。長年にわたり不整脈を専門的に手がけてきた村岡医長は、広島県内でもいち早く心房細動に取り組んでいる。現在、同院で実施されているカテーテルアブレーションの7割が心房細動と、症例が多く集まっていることからも、その手技への信頼の高さが推し量られる（図）。

 成功率（＝根治率）は、最も一般的な発作性上室頻拍で98～99％以上。高齢化に伴い飛躍的に増えている心房細動は、カテーテルアブレーションの中でも特に難しいとされるが、同院では80％台半ば～90％が根治できている。心房細動の心タンポナーデなどの合併症率は、全国の集計では1～2％だが、同院の場合は0.3％以下である。

図 症例の分布（土谷総合病院）

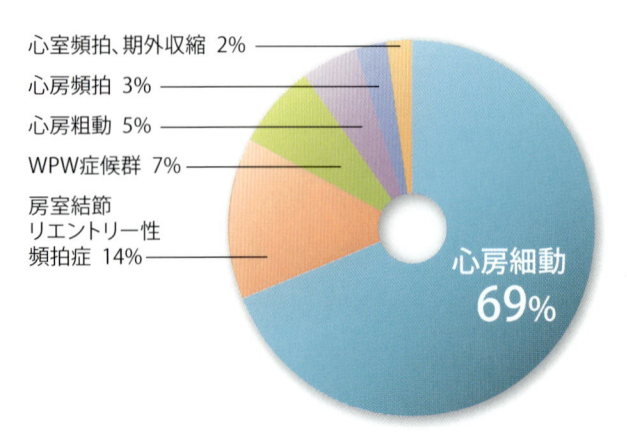

- 心室頻拍、期外収縮 2%
- 心房頻拍 3%
- 心房粗動 5%
- WPW症候群 7%
- 房室結節リエントリー性頻拍症 14%
- 心房細動 69%

ペースメーカーとICD

 不整脈の3つの種類のうち2つ目の、脈拍が遅く

不整脈 ── カテーテルアブレーション

■表 アブレーションはどんな不整脈に効果的か

効果的なのは、主に心房性頻脈である。

1	発作性上室頻拍	有名なのはWPW症候群。この場合は先天的に心房と心室を連絡するバイパスがあり、これが頻脈の回路となるため、このバイパスに対して高周波を通電。成功率は100％に近い。
2	心房粗動	心房内に一定の大きな回路が形成され、これが原因で頻脈が発生。この回路を遮断するように通電すると、頻脈は停止し発生しなくなる。成功率は100％に近い。
3	心室頻拍、心室細動など	基礎心疾患のない心室頻拍はアブレーションの良い適応となることが多い。血行動態が破綻する心室頻拍、心室細動は植え込み型除細動器が第一選択で、付加的治療としてアブレーションが行われる場合がある。
4	心房細動	脳梗塞を高頻度で起こすので、完治が望ましい。2000年代に入って始められたが、近年特に進歩が著しい治療。

なる徐脈性不整脈（洞不全症候群や房室ブロックなど）に対しては、ペースメーカーの植え込みがベストの治療となっている。植え込み式ペースメーカーは1960年代に開発され、心臓のリズムが遅くなるとペースメーカーが作動してリズムを回復させる。特殊な治療として心不全に対するペースメーカー治療である両心室ペースメーカーもある。ペースメーカーも日進月歩で進化しており、電池寿命も10年程度と長くなり、MRI対応型の機種が主流になってきている。

頻脈性不整脈でも、頻脈が発生すると血圧が極度に低下して突然死に至る心室細動あるいは心室頻拍などの致死的不整脈に対しては、約25年前から植え込み型除細動器（ICD）が開発され、突然死の予防に役立っている。しかし、ペースメーカーもICDも、あくまでも発作が起こった時に作動するだけで、不整脈を根本的に治すものではない。不整脈に対する根治的な治療は、カテーテルアブレーションだけである。

カテーテルアブレーションは、致死的不整脈に対しては行わないことが多いが、ICDは電気ショックであり、それが頻発すると患者さんの体への負担となるため、ICDとアブレーションを組み合わせた治療を選択することもある。

放射線被ばくは最小限に

電気生理検査とアブレーション治療に要する時間は、早いもので1時間、心房細動で2～3時間、複雑な難しいケースでも4時間程度。

放射線被ばく量に関しても、診療放射線技師の協力を得て、たとえ画像が劣っても許容できる限界まで被ばく線量を少なく抑えているのも、同院ならではの工夫である。被ばくへの関心が今のように高まる以前から、患者さんへの負担を軽減する努力の1つとして取り組んできた。「アブレーションの中で一番被ばく線量の多い心房細動の手術でも、冠動脈造影1回分より低い線量で行っています」

常に、低侵襲で、患者さんにやさしい治療を心がけている。

「普通の心電図の波形を見れば、大まかな不整脈の発生源は分かり、頭の中に青写真が描けます。不整脈を専門とする医師にとって、最も大事なのは、何よりも心電図の読みです」。そのため、他施設から紹介で受診する患者さんには、不整脈が現れている時の心電図やホルター心電図を持ってこられると、予測がつき、診断が早いという。

先天性心疾患(心房中隔欠損症) ── カテーテル閉鎖術、心臓

心房中隔欠損症のカテーテル治療(Amplatzer)を開始
外科治療は美容に配慮し小切開手術

塩出 宣雄 循環器内科部長・心臓血管センター長、山田 和紀 心臓血管外科部長

手術適応の基準
一般的には2、3歳以上、体重は15kg以上で、肺血流・体血流比が1.5以上の場合や、右心房や右心室が拡大している場合。

成　績
小児の先天性心疾患に対する手術／年間50～70例。心房中隔欠損症のカテーテル治療(アンプラッツァー閉鎖術)／年間約10例。

心房中隔欠損症とは?

　心房中隔欠損症(ASD、図1)は、心室中隔欠損症に次いで頻度の多い先天性心疾患であり、1500人に1人くらいの頻度で、先天性心疾患の約15％を占めるといわれている。

　心房中隔欠損症とは、どのような病気だろうか──。

　人は、母親の胎内にいる時は呼吸しないために肺循環がなく、右心房の血液が肺に循環せずに左心房に流れ込むために、穴が開存している。出生後、その穴は呼吸の開始とともに閉じるが、その穴が開存したまま残存した状態が心房中隔欠損症である。

　穴の大きさによって、左心房から右心房への逆流(シャント)が生じる。

　通常、左心房の血液は、左心室を経由して体へ供給されるが、心房中隔欠損症の場合は、肺から左心房に戻ってきた血流の一部が穴を通して右心房に流れ、右心室を介してまた肺循環へ送られる。そのために、肺循環の血液量が増加して、心臓に負荷がかかる。

　左心房から右心房へのシャントが多いと、それだけ心臓に負荷がかかり、息切れ、運動時の呼吸困難、浮腫などの心不全症状が現れやすくなる。

　通常は子どもの時に学校健診で心雑音や心電図異常から発見されることが多いが、無症状であることも多いため気づかれずにそのまま成人になるケースも少なくない。心雑音も大きい雑音ではないので、見逃され、成人してから心不全、不整脈などの症状が現れて病気が分かることもまれではない。

図1 心房中隔欠損症

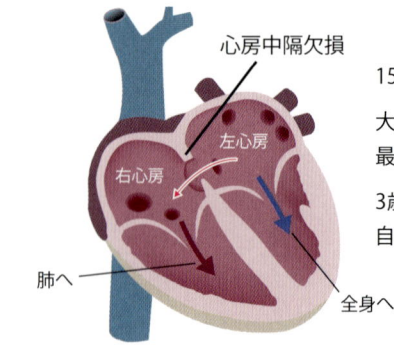

1500人に1人
大人の先天性心疾患では最も多い
3歳までに約3割は自然に閉じる

2013年4月、アンプラッツァー閉鎖術を開始

　一般に、心房中隔欠損症は、肺循環と体循環の血流の比が1.5以上であれば、将来的に心不全やアイゼンメンジャー症候群などにつながるリスクがあり、手術適応とされる。

　従来は、シャント量の多い、大きな心房中隔欠損症の治療としては、開胸手術しかなかった。それが、最近、カテーテルによる閉鎖術が施行可能と

先天性心疾患（心房中隔欠損症）――カテーテル閉鎖術、心臓外科治療

Profile
やまだ かずのり
1988年広島大学医学部卒。専門は小児の先天性心疾患全般。95～98年仏ボルドー・オーレベック心臓病病院、同パリ・マリーランヌロング病院などを経て、99年より土谷総合病院。2009年より現職。日本外科学会専門医、心臓血管外科専門医。
※塩出循環器内科部長のプロフィールは、15P参照。

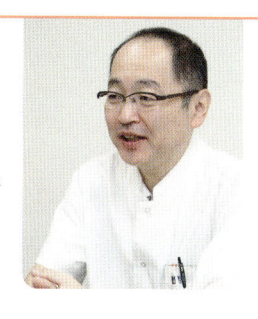

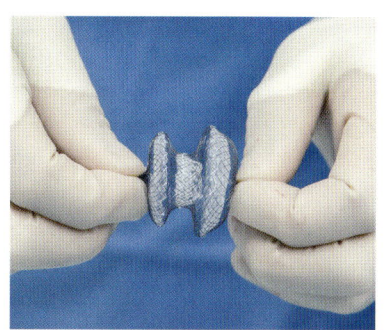

写真1　アンプラッツァーのデバイス

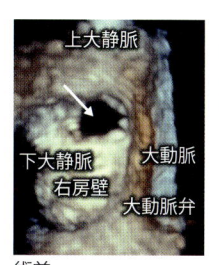

写真2　3D経食道心エコー図（Amplatzer Septal Occluder 術中）
術前　右房側心房中隔欠損孔　最大径13mm
術後　右房側ディスク
術後　左房側ディスク

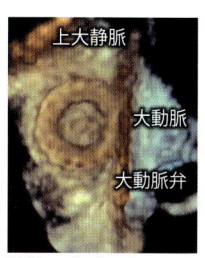

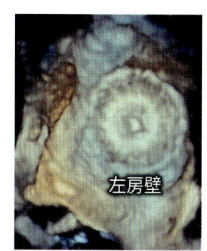

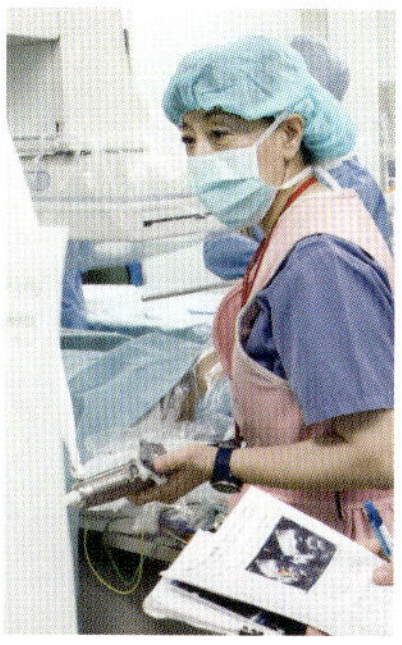

写真3　経食道心エコー装置で心臓を観察

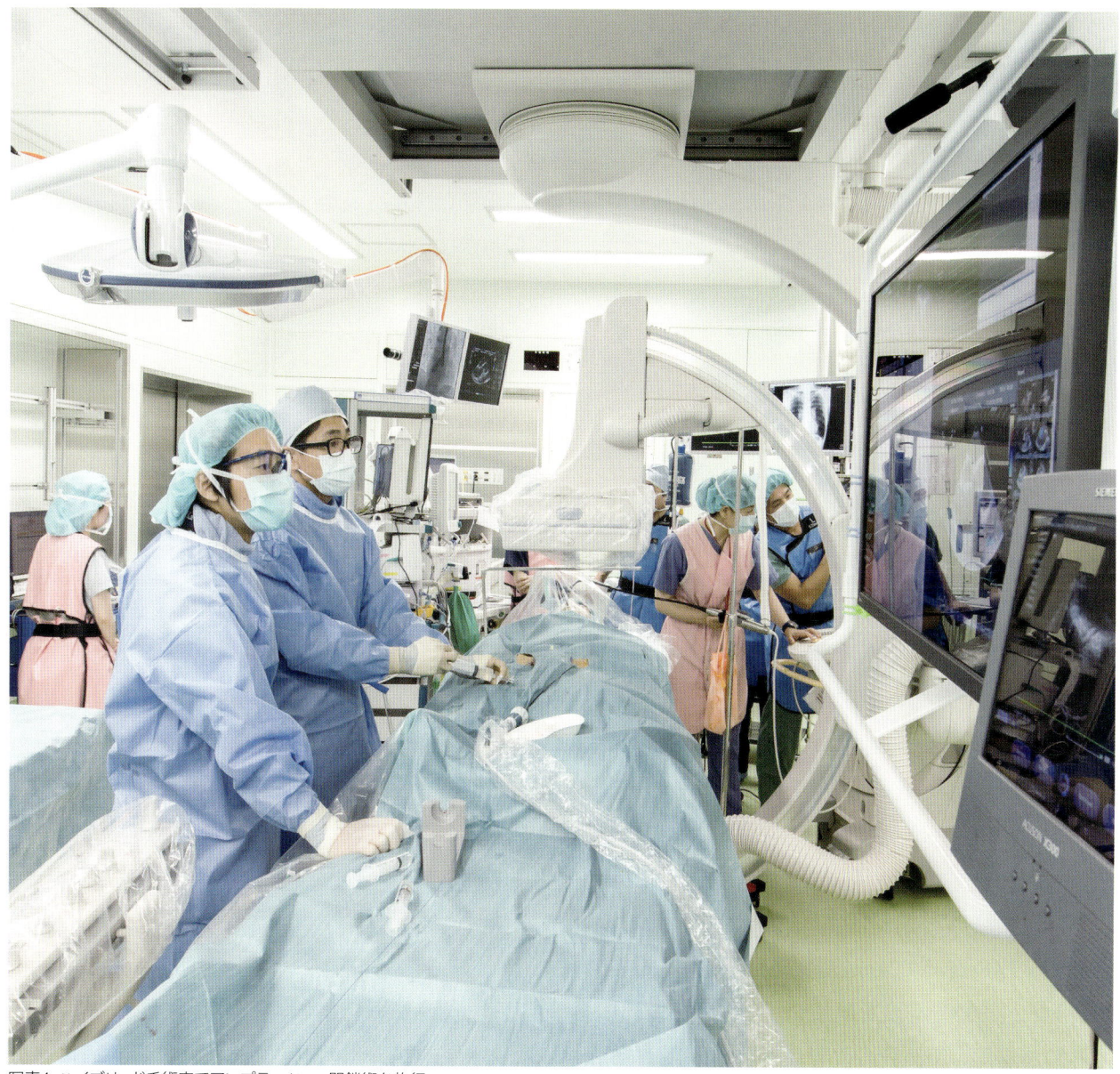

写真4　ハイブリッド手術室でアンプラッツァー閉鎖術を施行

先天性心疾患（心房中隔欠損症）――カテーテル閉鎖術、心臓外科治療

図2 アンプラッツァー閉鎖栓とアンプラッツァー閉鎖術

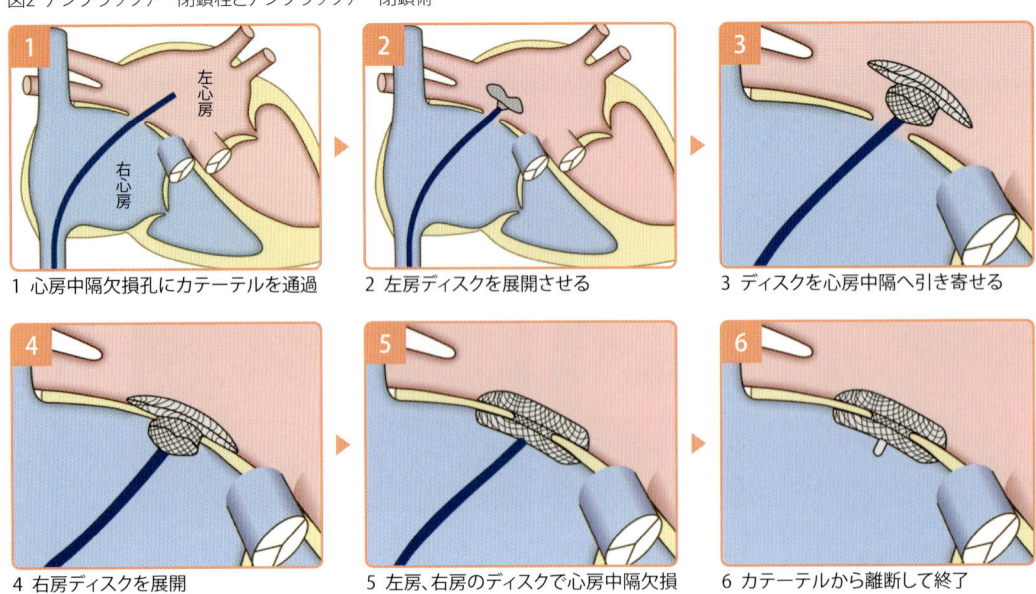

1 心房中隔欠損孔にカテーテルを通過
2 左房ディスクを展開させる
3 ディスクを心房中隔へ引き寄せる
4 右房ディスクを展開
5 左房、右房のディスクで心房中隔欠損孔を挟み込んで閉鎖
6 カテーテルから離断して終了

なり、先天性心疾患の治療の選択枝が広がった。

この治療は、アンプラッツァー（Amplatzer）閉鎖栓という閉鎖デバイス（写真1）を使用するもので、脚の付け根の静脈（大腿静脈）から細いカテーテルを挿入し、心房中隔欠損の穴を閉鎖栓で挟んで閉鎖する（図2）。

土谷総合病院でも、先天性疾患の治療に力を入れてきたことと、大人に対するカテーテル治療の実績もあることから条件が整い、2013年4月から、カテーテル治療（アンプラッツァー閉鎖術）ができるようになった。この治療にも、2014年に新設されたハイブリッド手術室が活用されている（写真4）。

アンプラッツァー閉鎖術など、"異物"を体内に入れ込む際に、ハイブリッド手術室であれば、感染リスクを減らすという点で、より安全に手術が行える。現在、中国地方でこの治療ができるのは、同院を含め3施設（ほかに岡山大学病院、広島市民病院）である。

アンプラッツァーの施術時間は30〜40分

アンプラッツァー閉鎖術は、全身麻酔で行う。X線装置、超音波心エコー装置（経食道心エコー装置〈写真2、3〉）で心臓を観察し、心電図モニターで心拍を看視。閉鎖栓の位置が適切であり、穴が確実に閉鎖されたことが確認できたら、終了（写真5）。右室の負荷は軽減し、外科手術と同じ効果が期待される。

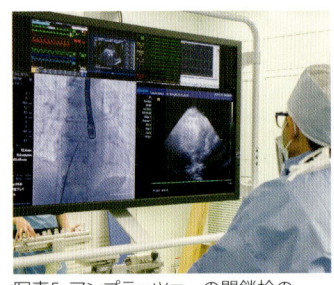

写真5 アンプラッツァーの閉鎖栓の位置を確認

同院の場合、手術の時間は30〜40分程度。手術直後から歩くことができ、入院期間も3〜4日程度ですむ。胸を切開し、人工心肺を使用して心臓を止めて手術するよりも、はるかに患者さんへの負担が少なく、また、胸に手術の傷跡も残らない。

「すべての心房中隔欠損症がカテーテルで治療できるわけではありませんが、8割以上はカテーテルでの治療が可能です」と、塩出宣雄循環器内科部長は言う。

治療は、2、3歳以上、体重15kg以上で行うのが一般的。開胸手術でしか治療できない場合もあり、開胸手術かカテーテル治療かは、体格、穴の大きさ、位置、形などの精密検査で適応を判断する。

同院には循環器内科医に加え、心臓血管外科医、麻酔科医、心エコー専門医などのスペシャリストがそろっており、さらに、カテーテル治療と心臓外科手術がともに可能なハイブリッド手術室が完備しているため、万一の場合にもすぐに外科手術に移行

先天性心疾患（心房中隔欠損症）── カテーテル閉鎖術、心臓外科治療

■表 カテーテル治療（アンプラッツァー）と外科手術の比較

カテーテル治療の利点	外科手術の利点
入院期間が短い、すぐ社会復帰できる、傷が残らない、手術創の感染のリスクがない、人工心肺のリスクがない	心房中隔欠損の位置や大きさによらず治療できる、治療の歴史が長い

カテーテル治療の欠点	外科手術の欠点
心房中隔欠損の位置や大きさによっては閉鎖できないことがある、合併症のリスクがある、治療の歴史が手術に比べ短く、長期成績が明らかでない	入院期間が比較的長い、すぐに社会復帰できない、傷が残る、手術創の感染のリスク、人工心肺のリスク

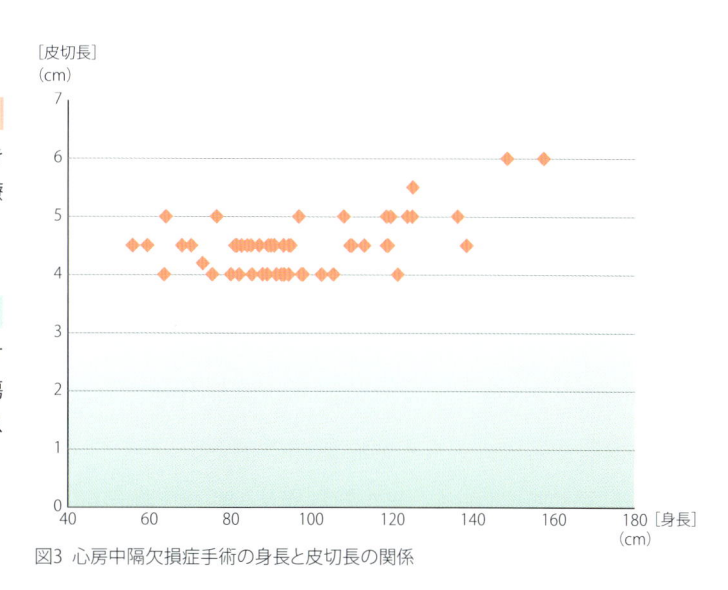

図3 心房中隔欠損症手術の身長と皮切長の関係

でき、万全の体制の中で心房中隔欠損症に対する治療を行うことができる。

カテーテル治療か外科手術かを選択

　心房中隔欠損症の外科治療は、胸部を切開し、人工心肺を使って心臓を止め、開いている穴を直接縫合したり、人工のパッチでふさいだりする（写真6）。手術そのものは易しい手術の一つで、「リスクは限りなくゼロに近い」と、小児の先天性心疾患を担当する山田和紀心臓血管外科部長は説明する。

　カテーテル治療と手術は、一長一短があり、どちらの方法を選択するかは、患者さん自身、またはご両親の考えで決めてもらう。カテーテル治療が可能であっても、手術で治す方法を選ぶこともできる（表）。

　「心房中隔欠損症は、特に症状もないため、治療を急ぐことはなく、学校に行く前の5〜6歳で治療することが多い」と指摘する。近い将来は、ほとんどがカテーテル治療になると思われるが、就学前であれば精神的な負担も少なく、小さい子どもは痛みに強いこと、合併症のリスクや治療の歴史、長期成績などを考慮して、外科手術を希望する親御さんは意外に多いという。

外科手術では見た目にも配慮

　外科手術で山田部長が追求するのは、美容上のクオリティー。可能な限り胸を切り開く部分を小さくする小切開手術を行い、大人になって水着を着ても傷が隠れるように、みぞおちと乳首を結ぶ線にメスを入れたり、乳房の下を小さく切ったりしてアプローチする（図3、写真7）。成長と共に傷が変形する可能性を考えて、手術の時期を第二次性徴の後まで待つこともある。

　小切開に加え、山田部長は、将来、傷跡ができるだけ目立たないように、縫合も形成外科のやり方にならって、張力がかからないように注意しながら、皮膚の基底層をしっかり寄せて縫い合わせる。「アンプラッツァー閉鎖術との侵襲の差を技術で縮めるよう努力しています」と、山田部長。

　外科手術を選択した子どもの場合、術後1週間〜10日で退院となる。

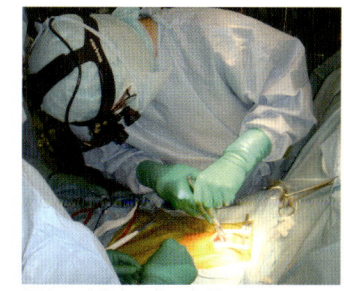

写真6 手術中の山田部長

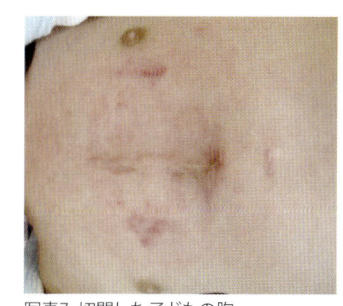

写真7 切開した子どもの胸

心臓病の症状と検査

心臓病の症状 ── 重症疾患、緊急性の高い疾患を見逃さないことが大切

正岡 佳子（まさおか よしこ）　循環器内科医長、生理検査室長

心臓病の主要症候として胸痛、呼吸困難、動悸、浮腫、失神が挙げられるが、これらの症状を示す原疾患は、循環器領域以外の疾患や心臓神経症などの軽症疾患から急性心筋梗塞や急性大動脈解離などの重症疾患までさまざまである。また自覚症状の程度と疾患の重症度は必ずしも一致しないため、症状が軽微であっても緊急性の高い疾患を見逃さず、専門医を受診させることが重要。

1 労作時息切れ、呼吸困難、咳嗽、喘鳴（肺うっ血の症状）

左心不全で左房圧が上がると、肺うっ血が起こり、息切れや呼吸困難が現れる。初期は労作時の息切れのみだが、進行すると安静時にも呼吸困難を訴える。上半身を起こし、静脈還流を減少させ、肺うっ血を減少させる姿勢をとる（起座呼吸）。夜間就寝後数時間で、咳嗽や喘鳴を伴う呼吸困難を訴え（心臓喘息）、急性肺水腫を発症する（発作性夜間呼吸困難）ことがある。臥位による静脈還流の増加、夜間の交感神経感受性の低下などが関与している。

急性肺動脈血栓塞栓症も呼吸困難を訴える。長時間の臥位や座位を続けた後、歩行した際に急に呼吸困難を訴える場合には本症が疑われる。

2 体重増加、浮腫、腹部膨満、消化器症状（体うっ血の症状）

右心不全では、体静脈のうっ血により体重が増え、浮腫や頸静脈怒張が現れる。腹部諸臓器のうっ血により、腹部膨満、食欲不振などの消化器症状を起こし、さらに進行すると、うっ血から肝硬変となる。

左心不全でも、慢性心不全では神経体液性因子が活性化され、体液貯留により浮腫が現れる。

3 動悸

心臓の拍動は通常は自覚されないが、心拍数の増加や、1回拍出量の増加、不整脈などにより、拍動や脈の乱れを自覚することを動悸という。

心不全時には代償機転として交感神経が活性化され、頻脈となり動悸を自覚する。発作性心房細動や発作性上室性頻拍などの頻脈性不整脈発作時にも動悸を訴えるが、急に始まり、停止のタイミングが分かることで洞性頻脈と鑑別可能。完全房室ブロックなどの徐脈性不整脈の際にも、1回拍出量の増加による動悸を訴える。期外収縮の脈の不整を動悸と訴えることも多い。貧血や甲状腺機能亢進症なども1回拍出量増大により動悸を訴える（図1）。

図1 動悸を来す主な疾患

心疾患	高拍出状態 貧血、発熱、甲状腺機能亢進症
・頻脈性不整脈 　心室頻拍、心房細動 　心房粗動、上室性頻拍 ・徐脈性不整脈 　洞機能不全 　2〜3度房室ブロック ・期外収縮 ・心不全　・高血圧	**交感神経興奮** ・褐色細胞腫 ・低血糖 **心因性** ・心臓神経症 ・不安神経症 ・パニック障害 **薬剤・嗜好品** ・β刺激薬 ・抗コリン薬 ・シロスタゾール ・アルコール ・カフェイン

図2 胸痛を来す主な疾患

心疾患
・狭心症　・大動脈弁狭窄症
・急性心筋梗塞　・肥大型心筋症
・急性心外膜炎　・僧帽弁逸脱症
・急性心筋炎

血管疾患
・急性大動脈解離　・急性肺塞栓症
・胸部大動脈瘤

呼吸器疾患
・急性胸膜炎　・自然気胸

消化器疾患
・逆流性食道炎　・消化性潰瘍

胸壁疾患
・帯状疱疹　・肋間神経痛

精神科疾患
・パニック障害　・心臓神経症

図3 失神を来す主な疾患

心疾患
・頻脈性不整脈　・徐脈性不整脈
　心室頻拍、心室細動　　洞機能不全、
　心房細動、心房粗動　　2～3度房室ブロック
　上室性頻拍　・大動脈弁狭窄症
　　　　　　　・閉塞性肥大型心筋症

血管疾患
・急性大動脈解離　・急性肺塞栓症

神経調節性
・血管迷走神経性　・頸動脈洞反射
・状況失神　咳嗽、排尿、排便

起立性低血圧症
・自律神経障害　・循環血液量低下
・薬剤、アルコール

中枢神経性
・脳虚血発作　・痙攣発作

4 胸痛

　虚血性心疾患、大動脈弁疾患、心筋症、心外膜炎など種々の疾患で胸痛を訴える。

　狭心症の胸痛は、肩や上肢、顎、臼歯などへ放散する場合が多く、絞扼感や圧迫感と表現することが多い。器質的狭窄による胸痛は労作により増強し安静により改善する。夜間や早朝安静時の胸痛は冠攣縮性狭心症が疑われる。急性冠症候群は20分以上持続する胸痛を訴え、冷汗、嘔気、嘔吐などを伴う。

　心外膜炎の胸痛は咳嗽や体位変換時に増強し、前屈姿勢で改善することが特徴。大動脈弁疾患や心筋症も労作時の胸痛を訴え、狭心症との鑑別を要する。

　急性大動脈解離は突然発症の裂けるような胸背部の激痛を訴える。解離の進展とともに痛みの部位が移動することが特徴。

　発症時刻、発症様式（突然発症か）、痛みの強さ、性状、部位、放散痛、増強因子（呼吸、体動）、随伴症状（呼吸困難、嘔吐）が胸痛を来す疾患鑑別のポイント（図2）。

5 めまい、ふらつき、失神

　洞機能不全症候群、房室ブロックなどの徐脈性不整脈、発作性上室性頻拍症や頻脈性心房細動、心室頻拍症などの頻脈性不整脈、重症大動脈弁狭窄症や肥大型閉塞型心筋症などでも失神を起こす。急性肺動血栓塞栓症や急性大動脈解離が失神で発症することもある。

　程度の軽い場合は、めまい、ふらつき、眼前暗黒感と表現する場合が多く、見逃さないよう注意が必要である（図3）。

6 麻痺、脱力、意識障害

　心房細動や高度左室機能低下の患者さんは、左心房・左心室内に形成された血栓が遊離して脳塞栓症を来し、麻痺、意識障害を発症するリスクがある（心原性脳塞栓）。塞栓症状から心疾患が診断されることもまれではない。

　心房中隔欠損症などのシャント疾患や卵円孔開存症では、静脈血栓が欠損孔から左心系へ流入し心原性脳塞栓症を発症する（奇異性脳塞栓）。心原性脳塞栓や奇異性脳塞栓が疑われる場合には、心エコー、経食道心エコーでの精査が必要である。

7 自覚症状なしは本当か？

　心疾患の手術適応の決定には、自覚症状があることが重要だが、自覚症状は主観的であり、客観的評価は容易ではない。糖尿病では心筋虚血が起きても症状がないことも多い。

　心疾患のため無意識に活動性を下げて症状を訴えず、術後改善して初めて術前の症状に気付く場合もまれではない。活動性を同世代の人や、過去と比較することも重要。無症状例に運動負荷を行い、症状出現や、血圧、心電図、心エコー指標の変化をみてハイリスク症例を見抜くことも重要である。

心臓病の検査 ―― 心エコー、MDCT、MRI、心臓カテーテル検査

> **検査件数（2013年の概数）**
> 経胸壁心エコー図7600件、経食道心エコー図290件（3D+2D100件、2Dのみ190件）、心臓・冠動脈CT1100件、大動脈CT500件、心臓MRI 30件、心臓カテーテル検査1400件（カテーテル治療570件を含む）。

1 心エコー図

　心エコーが臨床に使用可能になって30年以上経過し、心疾患の診断が飛躍的に進歩した。心エコーは刻一刻と変化する心臓の動き、血液の流れをリアルタイムに観察できる唯一の検査法であり、形態診断と血行動態診断ができ、循環器疾患の診断に不可欠な検査である。

　心エコーは、検者の技量により、得られる情報や結果が大きく左右される問題点を有する。そこで当院では、エコー当番の循環器内科医が心エコー室に常駐し、検査技師とともに病歴、身体所見、他の検査所見などから、検査目的、病態を十分に把握し（写真2）、心エコー検査を進めるように心がけている（写真1）。

エコー検査の原理と種類

　探触子から超音波を送信し、体の構造物からの反射波（エコー）を受信・処理し、体内の2次元構造を画面に表示するのが2D断層エコー図（写真2-1）。断層像内に設定された1本のカーソル上の構造物の動きを時間軸に表示するのがMモード法（写真2-3）。

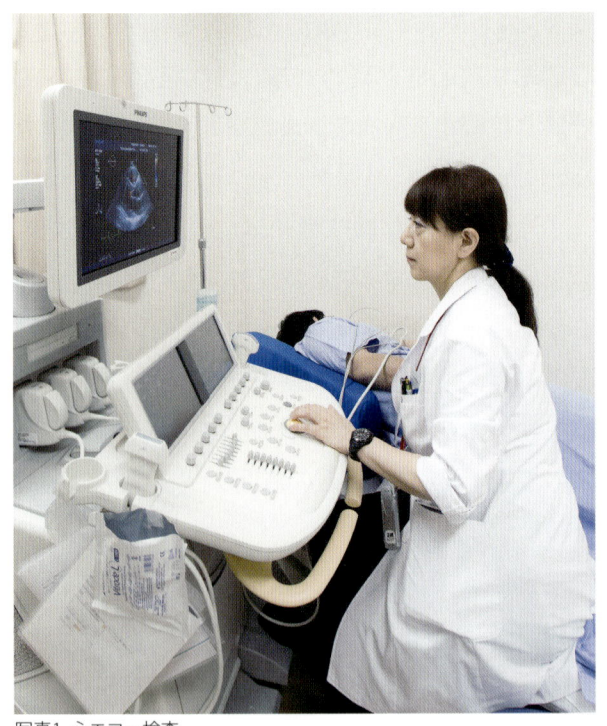

写真1　心エコー検査

流れている血液に超音波を送信し、受信した超音波の周波数の歪みの程度（ドプラシフト）により血液の流れの速度を計算する方法がドプラ法（写真2-4）、血液の流れの速度と方向を断層エコー上に色で表示したのがカラードプラエコー図（写真2-2）である。

　心筋の斑（スペックル）をトラッキングし、局所心筋の動きを定量化するのがスペックルトラッキング法。心臓のすぐ後方の食道に探触子を挿入し、体表面か

心臓病の症状と検査

写真2 母親が児の異常心音に気付き、心エコーで診断された心臓腫瘍(左房粘液腫)

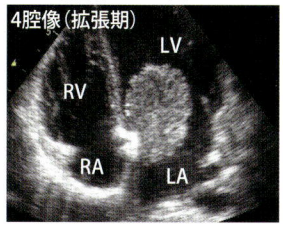

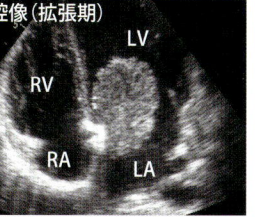

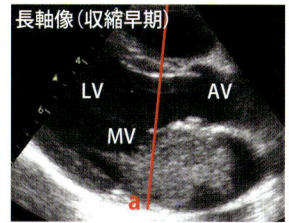

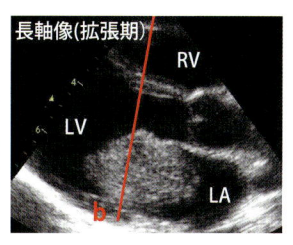

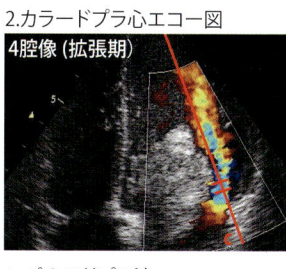

1. 2D断層心エコー図
- 4腔像(拡張期): LV, RV, RA, LA
- 長軸像(収縮早期): LV, AV, MV, a
- 長軸像(拡張期): RV, LV, LA, b

2. カラードプラ心エコー図
- 4腔像(拡張期)

摘出左房粘液腫
- 心房中隔附着部位
- 心房中隔に附着

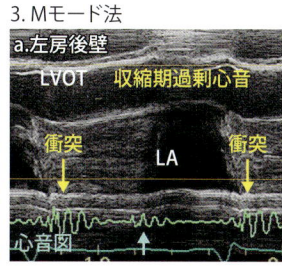

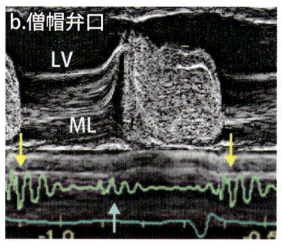

3. Mモード法
- a. 左房後壁: LVOT, 収縮期過剰心音, 衝突, LA, 衝突, 心音図
- b. 僧帽弁口: LV, ML

4. パルスドプラ法
- c. 僧帽弁口: 平均圧較差 4mmHg, 拡張期ランブル

拡 張 期　僧帽弁口に嵌入 → 左室流入障害‥‥‥‥ 拡張期ランブル
収縮早期　左房後壁に衝突 → 収縮早期過剰心音‥‥ tumor plop ← 母親が聞いたのはこの音

らの観察が困難な部位(左房、左心耳、心房中隔など)の診断や、僧帽弁、大動脈弁などを詳細に観察するのが経食道心エコー図(写真3、4)。薬物や運動による負荷をかけ、左室壁運動、弁や左室流出路の通過血流速度、弁逆流の程度などの変化を観察するのが負荷心エコー図である。

エコーはエコで体に優しい検査

エコー検査で使用される超音波は無害で苦痛は全くなく、胎児から高齢者までのあらゆる年齢層や救急疾患、急変時にも安全に施行できる。CT、MRI、心臓カテーテル検査などに比べ安価である。

身体的、経済的負担が少なく、経過観察目的の反復検査も可能。

リアルタイムに心臓の形や動き・ 血液の流れ・心機能が分かる

心臓・血管の形や動きが観察され、内腔の大きさ、壁の厚さ、弁・壁の形や動きが診断できる。血流が見え、弁膜症やシャントを伴う先天性心疾患などの診断が容易。右房圧、左房圧、肺動脈圧などの心腔内の圧の推定、心拍出量の測定、収縮能、拡張能などの心機能評価が可能。

以前は弁膜症の診断や治療方針の決定には心臓

写真3 2D経食道心エコー図による僧帽弁精査不全症の診断
僧帽弁後尖P3逸脱による　重症僧帽弁閉鎖不全症
(P3逸脱, 左房, 左室, 左心耳)

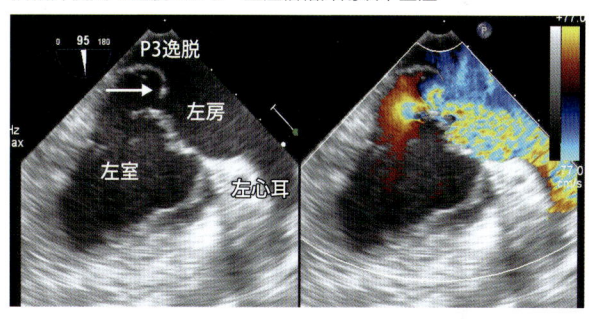

写真4 3D経食道心エコー図による僧帽弁精査不全症の診断
左房から僧帽弁正面視(surgeon's view)

後尖P１及びP２逸脱 後尖P１腱索断裂による重症僧帽弁閉鎖不全症

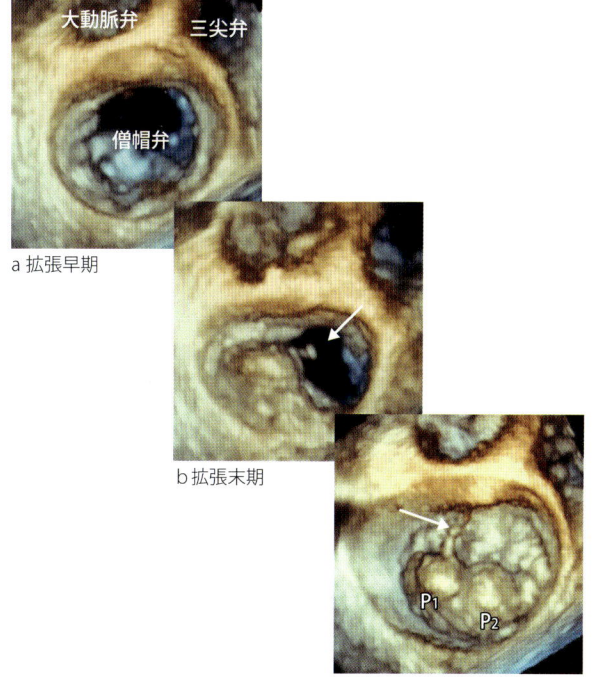

a 拡張早期 (大動脈弁, 三尖弁, 僧帽弁)

b 拡張末期

c 収縮中期 (P1, P2)

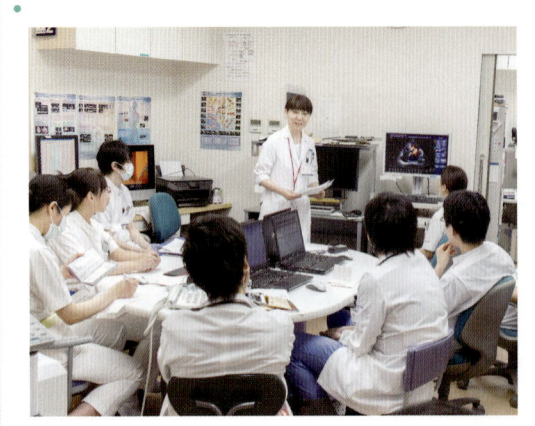

心エコーカンファレンス

毎週水曜日に検査技師、循環器内科医、心臓血管外科医が参加する心エコーカンファレンスを開いている。重要症例のエコー画像を見ながら、手術適応を含め治療方針を検討する。心エコー専門医による、まれな疾患のレクチャーや、心臓外科医による手術所見の報告も行っている。

カテーテル検査が必須だったが、現在は形態診断から、重症度評価、手術適応までほぼ心エコー図で診断している。心筋症などの心筋疾患も心エコー図の発達により早期診断・早期治療が可能となり予後が改善。

エコー検査は探触子を当てるだけで瞬時に診断できるので、急性心筋梗塞や急性肺動脈血栓塞栓症などの救急疾患の迅速な診断に有用。急性心筋梗塞は部位により心電図に異常が出ない場合もあり、心エコー検査での診断が決め手となる。

立体構造が分かる3D心エコー図、3D経食道心エコー図

映画やテレビで3Dが実用化されたが、心エコー検査でも3Dエコーでリアルタイムに心臓の立体構造を観察することが可能となった。近年リアルタイム3D経食道心エコーが開発された。3D画像を任意の断面でカットし回転することにより、見たい断面から観察でき、非常に有用な3次元情報が得られる。

心臓外科医が術中に心臓の中をのぞいて見るのと同様の弁の正面からの観察(surgeon's view、写真4)や、心房中隔欠損症の欠損孔や周囲縁の観察(29ページ、写真2)など、弁膜症や先天性心疾患の診断や手術法の選択に大きく貢献している。

2 MDCT (multidetector computed tomography)

検出器の多列化や画像再構築の進歩、ガントリー回転速度の高速化などにより、MDCTの画像の画質や、時間分解能が向上し、心臓、大血管の形態診断(写真5)以外にも、冠動脈の狭窄やプラークの評価(写真6)に多数利用されている。

CTでの冠動脈狭窄の検出は、感度と特異度、陰性適中率が高いと報告され、2011年の我が国の統計では冠動脈CTの件数が冠動脈造影件数の7割に達している。高度石灰化症例やステント留置後は評価が困難なことも多く、造影剤が必要で、放射線被曝を伴うが、技術進歩とともに、問題点が低減されつつある。

近年では心筋perfusionの評価や大動脈弁などの弁評価(写真5)も行われている。3D構築を行うことにより心臓、大血管の立体構築の把握が容易であり(写真5)、先天性心疾患の診断にも有用。

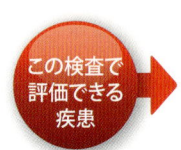

この検査で評価できる疾患
- 心臓、大血管の形態診断(大動脈疾患、肺動脈血栓塞栓症、先天性心疾患など)
- 冠動脈の狭窄やプラークの評価
- 心筋perfusionの評価
- 大動脈弁などの弁評価

心臓病の症状と検査

写真5 冠動脈CT
先天性大動脈2尖弁、大動脈弁輪部拡張症、単一冠動脈
バルサルバ洞〜上行大動脈巨大瘤、限局性解離

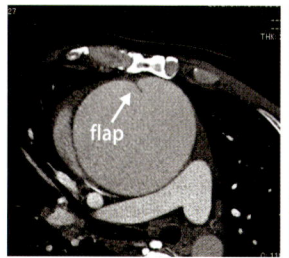

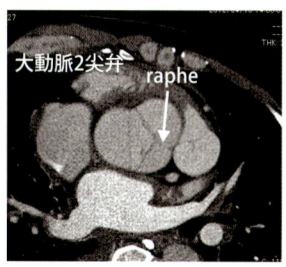

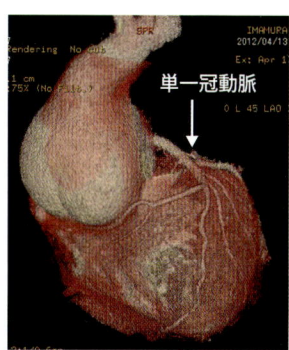

flap / 大動脈2尖弁 raphe / 単一冠動脈

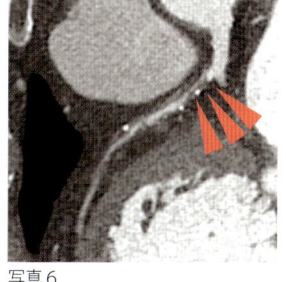

写真6 冠動脈CT 前下行枝近位部のプラーク

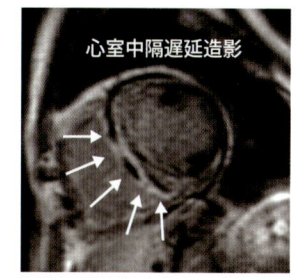

写真7 心臓MRI 心サルコイドーシス（心室中隔遅延造影）

3 MRI

　MRIはプロトンの核磁気共鳴を利用した画像診断法で、撮影に時間がかかることや、体内金属留置例や閉所恐怖症では施行できないなどの問題があるが、放射線被曝なしに検査することができる。

　シネMRIでは造影剤なしに心筋と心臓内腔のコントラストが明瞭に描出され、心電図同期で連続収集することにより動画像が得られ、心血管系の形態異常や壁運動の評価が可能。高い再現性で左室収縮能、拡張能評価を行うことができる。

　ガドリニウム遅延造影像により、心筋組織性状の評価が可能で、梗塞巣、浮腫、線維化組織などの病的心筋を検出できる。サルコイドーシス（写真7）、アミロイドーシスなどの心筋症では疾患ごとに特異的な遅延造影パターンを呈し、診断に非常に有用。冠動脈MRアンギオグラフィー（MRA）は、造影剤を使用せずに冠動脈の内腔の描出が可能で、高度石灰化例でも評価できるため、川崎病などの冠動脈評価に用いられている。

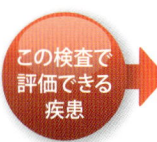

この検査で評価できる疾患
- 心血管系の形態異常や壁運動評価
- 左室収縮能、拡張能の評価
- 心筋組織性状の評価
- サルコイドーシス等の心筋症の診断
- 川崎病などの冠動脈評価

4 心臓カテーテル検査

　カテーテルを心血管腔へ挿入し、内圧の測定、心拍出量やシャント量の測定などにより心機能を評価し、造影により形態診断、弁逆流評価を行う。心エコーなどの非侵襲的診断法の発達により件数は減少しているが、心疾患診断のゴールドスタンダードとして位置付けられており、冠動脈造影が必要な症例や、心エコー診断に疑問が残る症例はカテーテル検査を行っている。

　冠動脈に関しては、安定症例ではMDCTなどの非侵襲的検査でスクリーニングを行うが、不安定狭心症が疑われる場合には冠動脈造影が第一選択である。

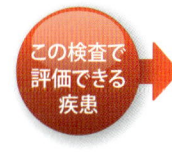

この検査で評価できる疾患
- 心内圧、心拍出量測定による心機能評価、弁狭窄評価、シャント量測定
- 心血管造影による、形態診断、弁逆流評価
- 心エコー診断に疑問が残る症例
- 冠動脈造影が必要な症例

心臓リハビリテーション・地域医療連携

手術前から手術後まで患者さんを全力でサポート

野村 優子（のむら ゆうこ）ICU看護師長、戸部 和美（とべ かずみ）心臓血管センター 心臓リハビリ看護主任、
高村 剛（たかむら ごう）リハビリ室主任（理学療法士）、是友 亜紀（これとも あき）地域医療連携室 事務

心臓リハビリ適応の基準	成績・実績
心筋梗塞や心不全などで心臓手術などの治療を受けた患者さん。	心臓リハビリを2008年より通算約1300人に実施。2013年1月～12月までの心臓血管外科および循環器内科の紹介患者受け入れは約3600人。

安全な社会復帰と再発防止のために 心リハチーム

　整形外科の手術後や脳卒中の患者さんがリハビリを行うように、心臓手術後の患者さんにとって「心臓リハビリテーション」は大きな意味がある。

　心臓手術後の患者さんは、心臓の働きも運動能力や体の調節の働きも低下しており、社会復帰を果たすためには、低下した体力を安全なやり方で回復させ、同時に心臓病の再発予防もしていかなければならない。再発予防には、病気の原因となる動脈硬化の進行を防ぐことが大切。それには、食事療法や禁煙とともに運動療法が有効であることが分かっている。

　心臓病の患者さんが、体力を回復し、自信を取り戻して、社会や職場に復帰し、さらに心臓病の再発を予防し、質の良い生活を維持することをめざして、運動療法、生活指導などの活動プログラムに参加することが、心臓リハビリである。

　プログラムは、医師の厳重な管理の下、手術翌日からICUのベッド上での運動からスタート。病棟内での歩行が可能となれば、リハビリ室で患者の状態に合わせた強度の運動療法を1日約40分間行う（写真3）。

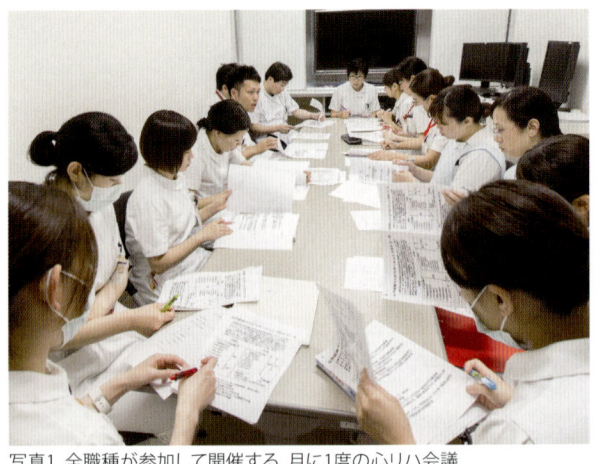

写真1 全職種が参加して開催する、月に1度の心リハ会議

　それらをサポートするのが、心リハチーム（写真2）。医師、理学療法士、看護師、栄養士、薬剤師、検査技師などで構成され、それぞれの専門性を生かして、患者さんの全身状態に応じた効果的な運動療法、生活習慣の改善、食事療法、薬物療法、患者教育などを進める。

　同院の心リハチームのスタートは、2008年。小倉記念病院（福岡県）まで見学に行き、先進事例を学び立ち上げた。現在は、理学療法士がICUの術前カンファレンスに参加したり、外来で看護師が退院後の患者さんのセルフコントロールの継続支援を行うなど、活発に活動。月に1回、全職種が集まる心リハ会議（写真1）で情報の収集・交換をしたり、患者さん・ご家族向けの心臓病教室も開いたりしている。